MCS

「自分ごと」で捉えると「かかわり」がうまくいく

お互いが歩み寄る 介護実践 45のヒント

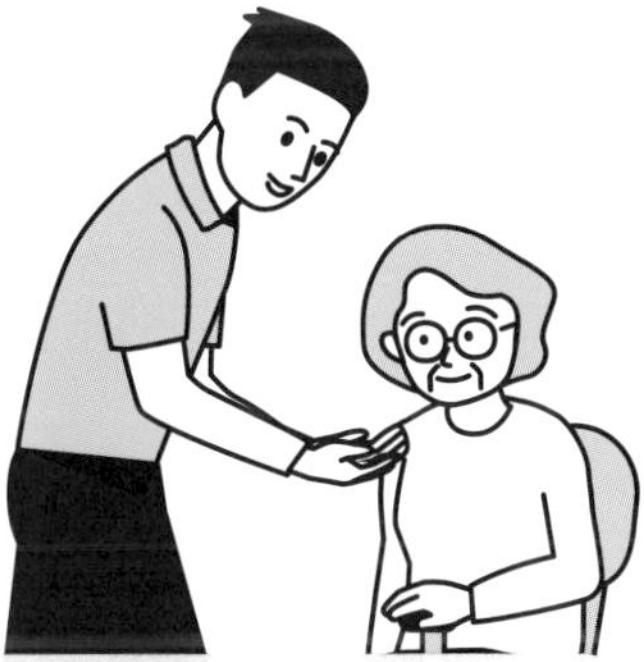

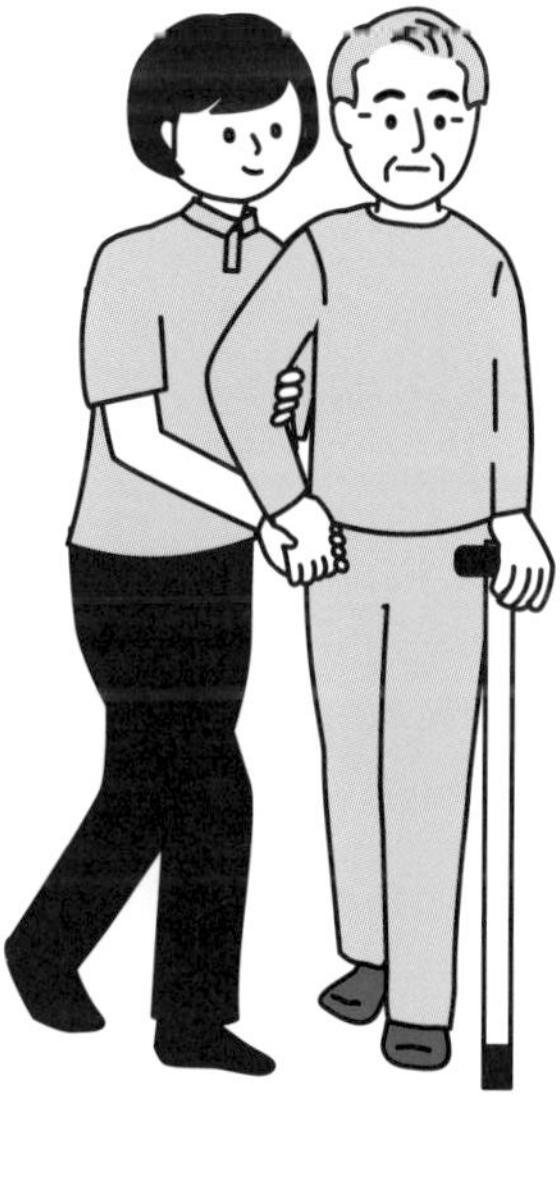

著 日本医療大学
大堀具視

JN051305

Gakken

はじめに

自分が自分であり続けている、それは自分にしかわからないことです。

子どもの頃は、漠然《ばくぜん》と「大人ってすごい」「子どもとは考えから行動まで違う」と思っていました。しかし、いざ大人になってみると、自分自身という存在は子どもだった頃から、さほど変わっていないことに気づきます。

私たちは、他者を理解しているようで、実はイメージの枠に当てはめて、見誤《みあやま》ってしまうことがあるのかもしれません。自分のよき理解者は自分であり、それは他者にとってもしかりなのでしょう。

私は今56歳ですが、この後に認知症、要介護という本名ではない呼び名を新たに加えられたとしても、本名のほうの自分は変わらないだろうと確信しています。

そして、私より先に認知症、要介護という本名ではない呼び名をつけられてしまった方たちは、変わっていない本名の自分に対して、本名ではないほうで見られていることに少なからず戸惑いや悲しさを感じられていることでしょう。

この本は、高齢や認知症というイメージの枠を取りはらって、大切な人と、あるいは誰かにとって大切な人と最後までお付き合いさせていただくためのヒントになってほしいと思って書きました。

特に私を含め、まもなく本名ではない呼び名をつけられる方には、

「やっぱりそうだったか」

と、これからの生活に備えられる項目もたくさんあると思います。

どうぞお楽しみください。

大堀具視

目次

第1章　すぐに活かせる！介護実践のヒント

第2章 利用者さんの〝ありのまま〟を理解するヒント

第3章

装丁：別府 拓（Q.design）
イラスト：山田 真弓（株式会社Shinari Design）、真興社
本文デザイン、ＤＴＰ：真興社
編集担当：眞田 拳奨

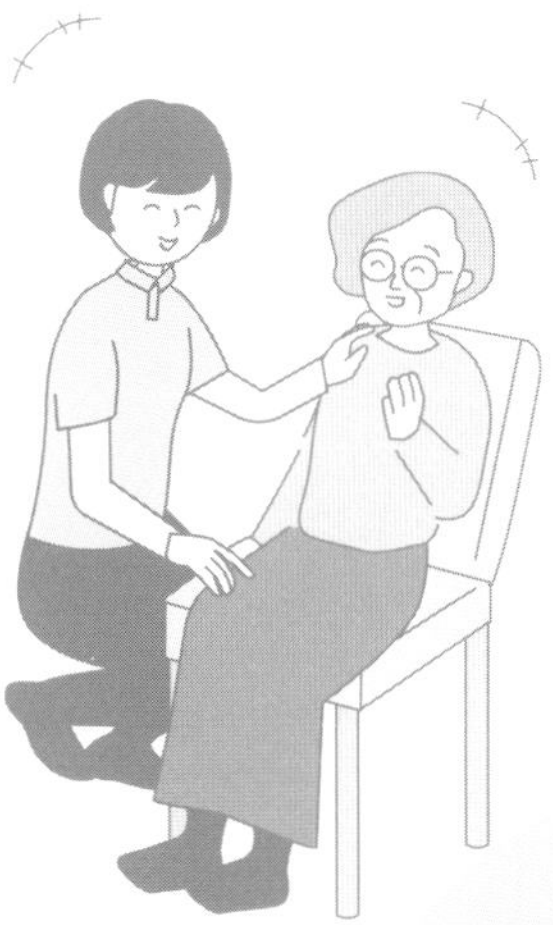

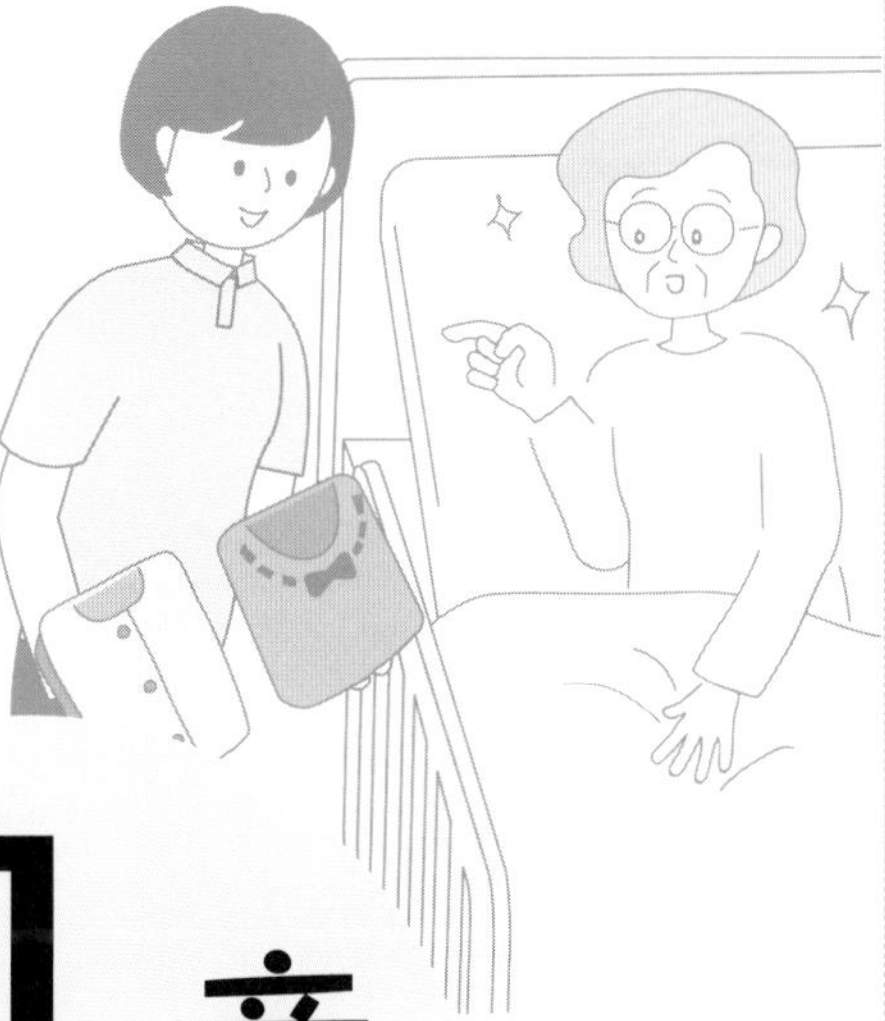

第1章

すぐに活かせる！
介護実践のヒント

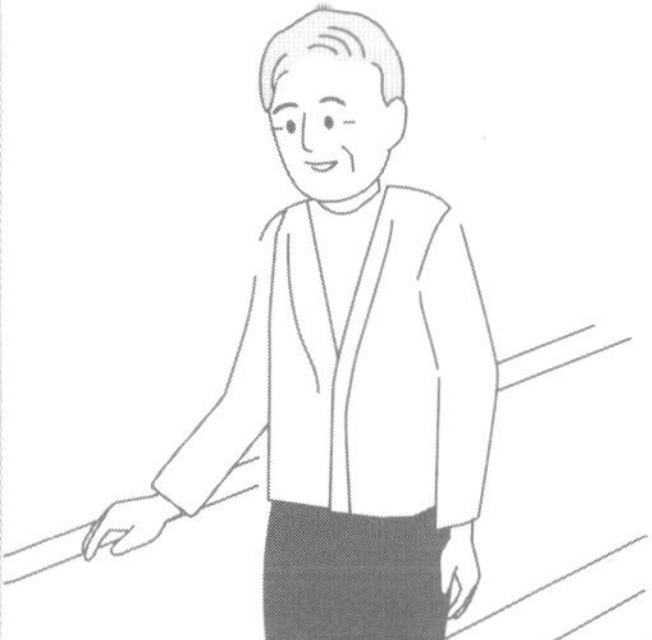

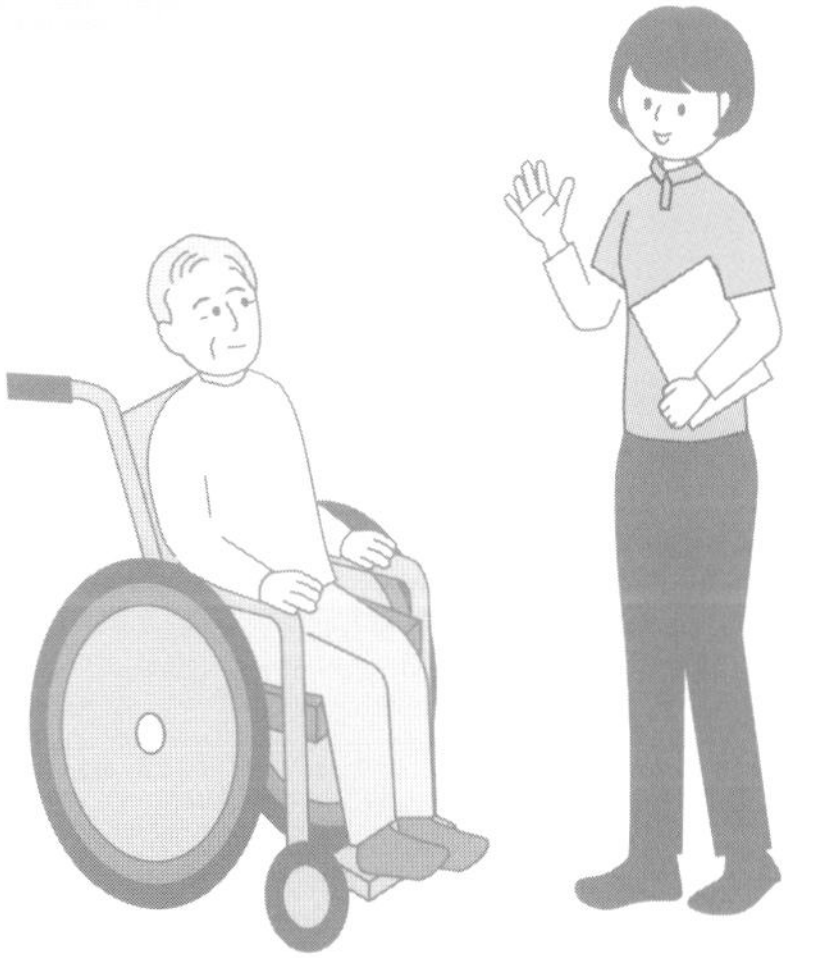

第1章 すぐに活かせる！介護実践のヒント

この章では

①介助が増え続けないようにする
②自分でできることは自分からしてもらう
③より気持ちよく過ごしてもらう介助のワンポイントテクニック

を紹介します。

私たちの行《おこな》っている介護は、

- できないことを補《おぎな》うもの
- できることを介助しているもの
- できることを見守る、支えるもの

の**3**種類があります。

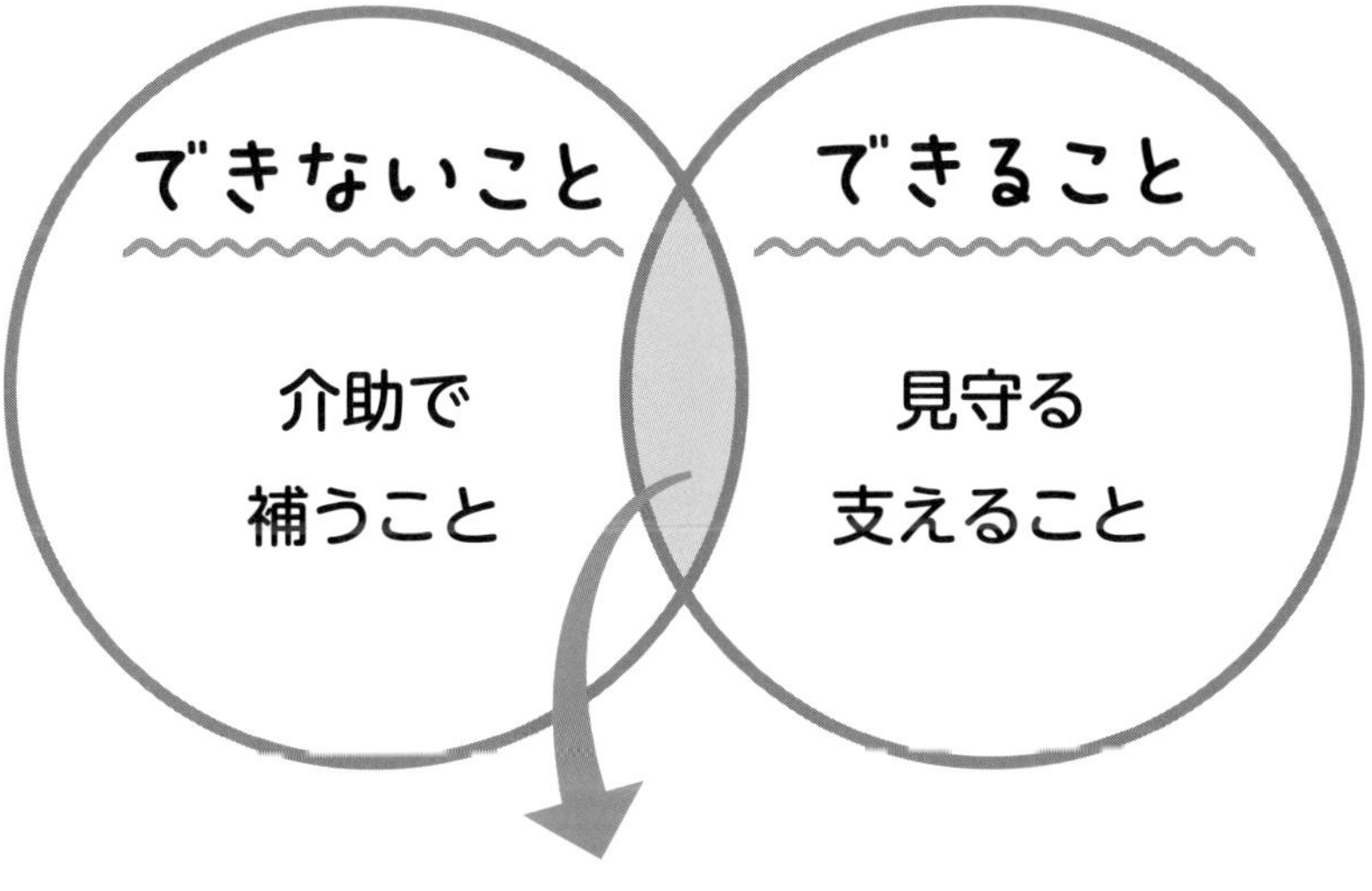

実はできる力はあるけれど
介助者がやっていること

では、できるのにやっていないことを
利用者さんに自分からしてもらうには
どうしたらよいのでしょう？

NEXT

できるけれどやっていない動作は、
決して利用者さんがなまけているわけでは
ありません。

体の不調で介助を必要とし、
その生活が続くことで「できる・できそう」の
自信は揺《ゆ》らいでいってしまうものです。

そこで「やりなさい」なんて言うのは、
もってのほかです。

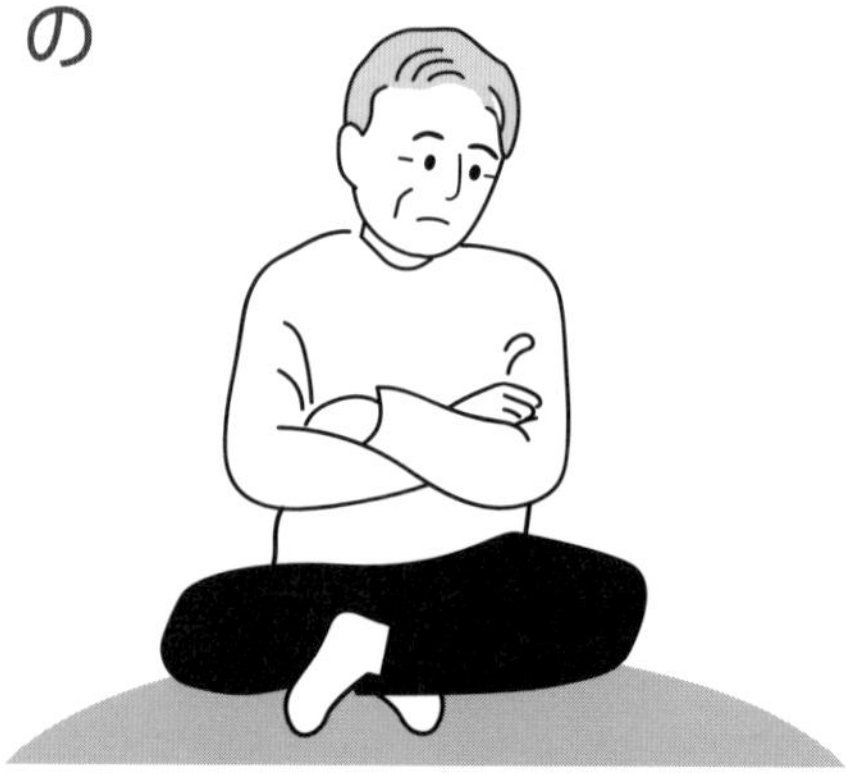

動作を引き出すコミュニケーションで
利用者さん自身の能力を活かして、
気持ちよく動いてもらう。

「やってみようと思いますか?」
まずはこんな問いかけから
始めてみませんか?

そんなふうにしてお互いに気持ちよく歩み寄るための
実践的な15のヒントを見ていきましょう。

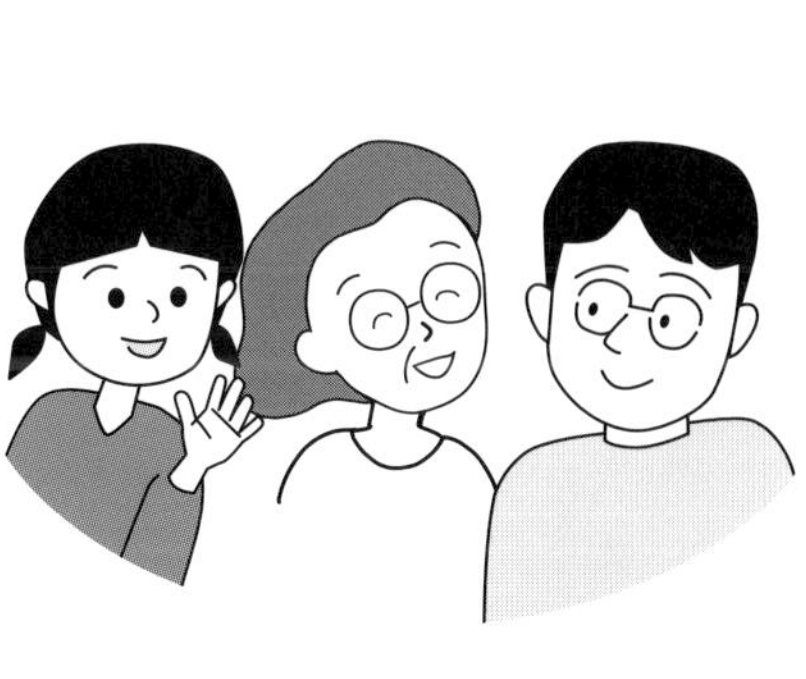

1 介助者と利用者さんの隙間《すきま》

介護が必要になった方の本当の能力を知り、
少しでも自由に自分から動いていただくためには、
その方との隙間《すきま》を大切にしてみましょう。

動けない、動かないのではなく、
動くための隙間を感じられていないのではないかと
理解してみてはいかがでしょうか。

隙間を作るとは、心理的にも物理的にも
動くための準備を整えてさしあげる重要な介護技術です。
〝相手の距離で介助する〟
そう意識すると利用者さんの動きも変わってきます。

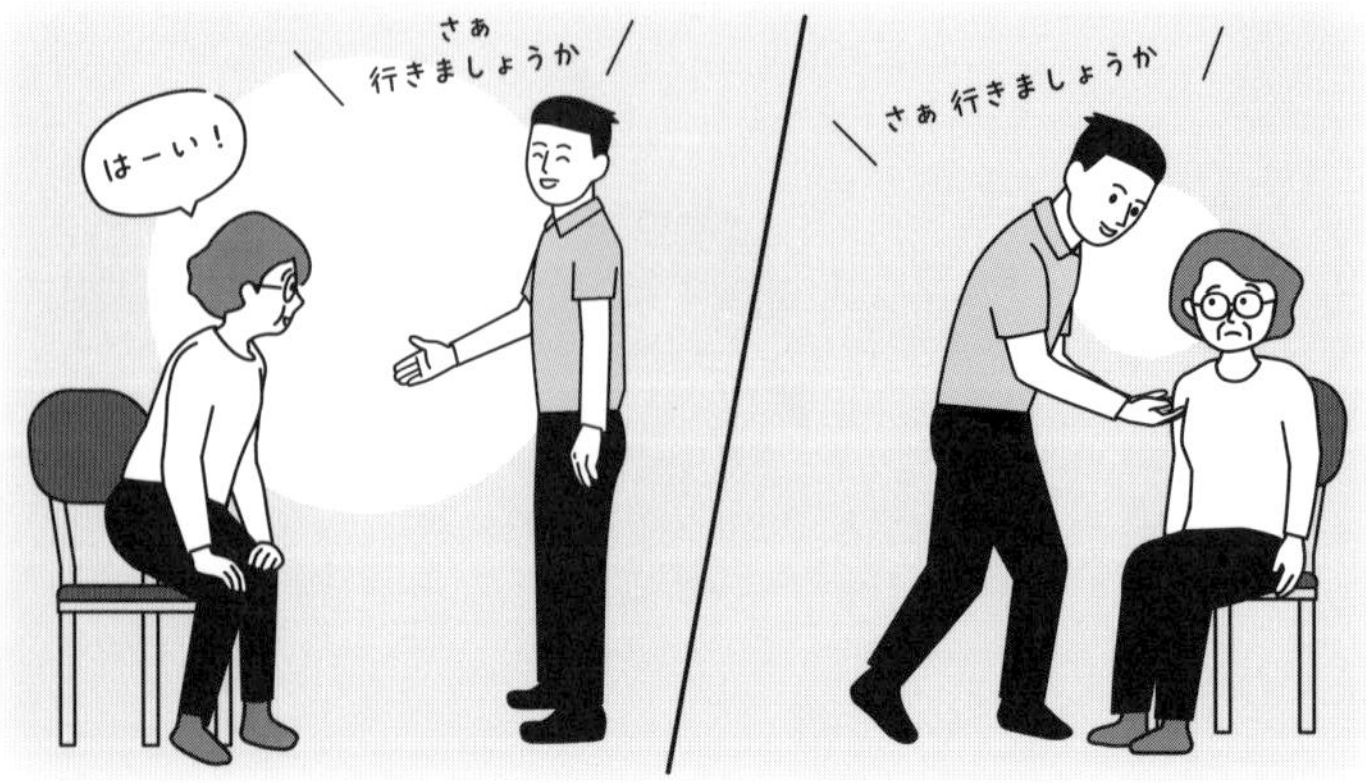
さぁ
行きましょうか
はーい！
さぁ 行きましょうか

ケアを知るヒント

利用者さんの動ける隙間《すきま》

介護の様子を撮影した映像を見直すと、そこから大切な気づきを得られることがあります。

たとえば、同じ利用者さんの同じ動作に対する介助場面であっても、利用者さんが自分からよく動かれているときと、介助者に身を任せてしまっているときがあります。

利用者さんが自分からよく動かれているときをみると、介助者は利用者さんと少しだけ距離をとって対応を始め、2人の間に適度な隙間が保たれています。

一方で、**介助者に身を任せている場面では、介助者は早々に利用者さんとの距離を詰めていき、すぐに2人の隙間は埋まっているのです。**

くわしくみてみる

隙間の正体は？

〝他者が自分に近づいて不快に感じない限界範囲〟を**パーソナルスペース**といいます。つまり、他者と同じ場所で過ごすときに自分にとって居心地のよい空間を指します。言い換えれば自由に振る舞うことのできる空間ともいえそうです。

安全な介助を行うためには、利用者さんのパーソナルスペースに踏み込まなければなりません。

しかし、利用者さんが自分からよく動かれている場面では、**介助者は無意識に利用者さんと適度な距離をとって対応していたのです。**

距離を詰めるとは、利用者さんの自由を犠牲《ぎせい》にするということです。介護は利用者さんの自由を奪いつつ、利用者さんに自由になっていただきたい。この矛盾と上手に付き合うことが必要です。

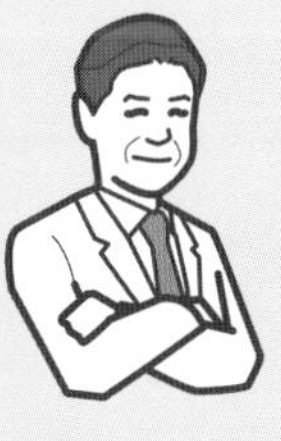

パーソナルスペースを自由に使える「さぁ、どうぞ」のひと言が、利用者さんが、自分から動いていく魔法の言葉となります。

2 動作のもたつきには、意味がある

年齢を感じてしまう日常の出来事の1つに、人や物の名前、地名などが思い出せない、いわゆる物忘れがあると思います。
ついつい「あれを、あれして…」なんていう会話になっていたりします。

起き上がったり、服を着替えたり、などの体で覚えた記憶も、物忘れと同じように、しばらくやっていないと、思い出しにくくなります。

それらを思い出すには〝きっかけ〟が役に立ちます。

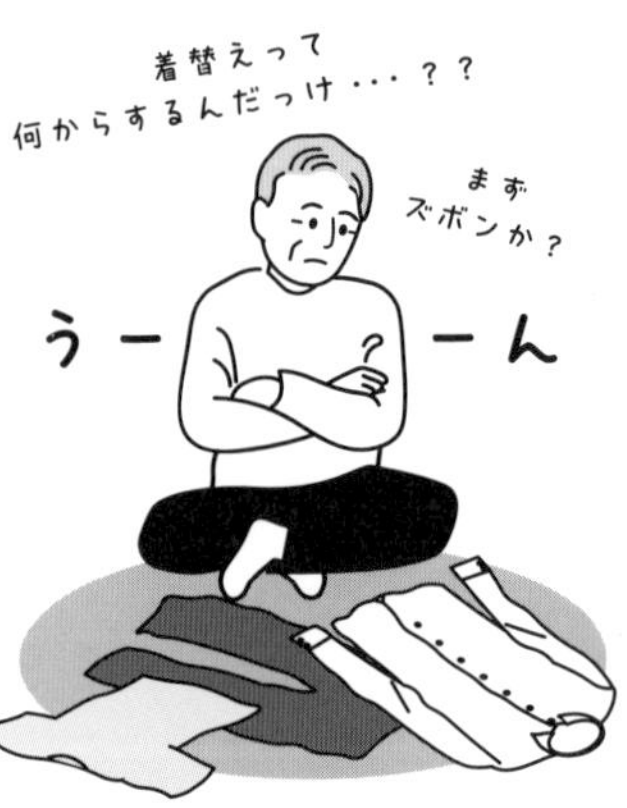
着替えって
何からするんだっけ・・・？？
まず
ズボンか？
うーーん

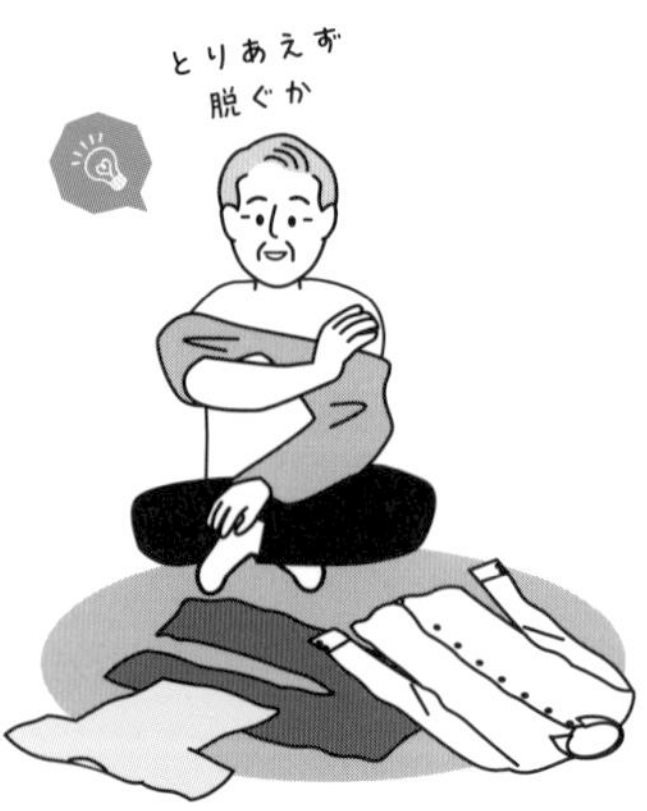
とりあえず
脱ぐか

ケアを知るヒント

思い出しはきっかけから

久しぶりに取りかかった動作は、どこかぎこちなく、周囲の方から見ればもたついているように感じるかもしれません。

日頃は介助を受けている動作を、いざ自分でやろうとしたときに、どうしたらよいか、とっさに体が反応してくれないことがあります。

人の名前を思い出すときには、連《れん》想《そう》ゲームのようにヒントをたぐり寄せるような〝きっかけ〟が必要です。

もたついているように見えるその動き、**自分でその動作をやり始めることこそが、体で覚えた記憶を取り出す〝きっかけ〟となる大切な動き**であり、利用者さんにしてみれば目《め》一杯《いっぱい》の正しいやり方なのです。

介護のコツ

思い出しを待つ援助

せっかく自分で着替えや入浴をしようとしても、もたついているうちに、「では、お手伝いしますね」と、いつものように介助されてしまうことが起こりえます。

介護に携《たずさ》わるうえで、利用者さんの動作を待てる、待てない、の違いは介護のスキルに影響します。できるところは自分でやっていただくという、介護の基本に通じるものだからです。

では、介護を行ううえで〝待つ〟は何を待てばよいのでしょうか。それは**自分でやろうとしてもたついている、しかし利用者さんにとって正しい動きを少しだけ待ってさしあげるとよいのです。**

そして一部でもその動作を自分で行えたとき、「ああ、よかった。忘れてしまったわけではないのだ」と利用者さんは安心することができるのです。

もたついて見えるその動作は、正解への連想ゲームなのかもしれません。そう思うと、少し見守って待てそうですね。

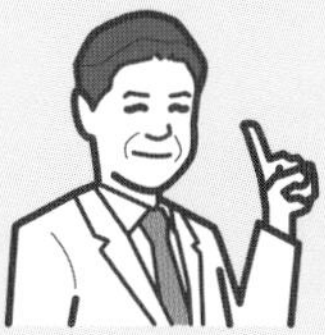

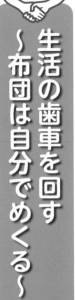

3 生活の歯車を回す
～布団は自分でめくる～

介助が必要な方が眠りから覚めた朝、体にまとった布団《ふとん》は何気《なにげ》なく介助者によってめくられることがあります。

〝ちょっと待った！〟

1日の最初の動作は、布団をめくることではないでしょうか。

生活の始まりには、利用者さん自身に布団をめくってもらう。胸元だけでも、あるいは自分でめくろうとするだけでもよいです。

「布団を自分でめくってもらえますか」から始めてみてください。

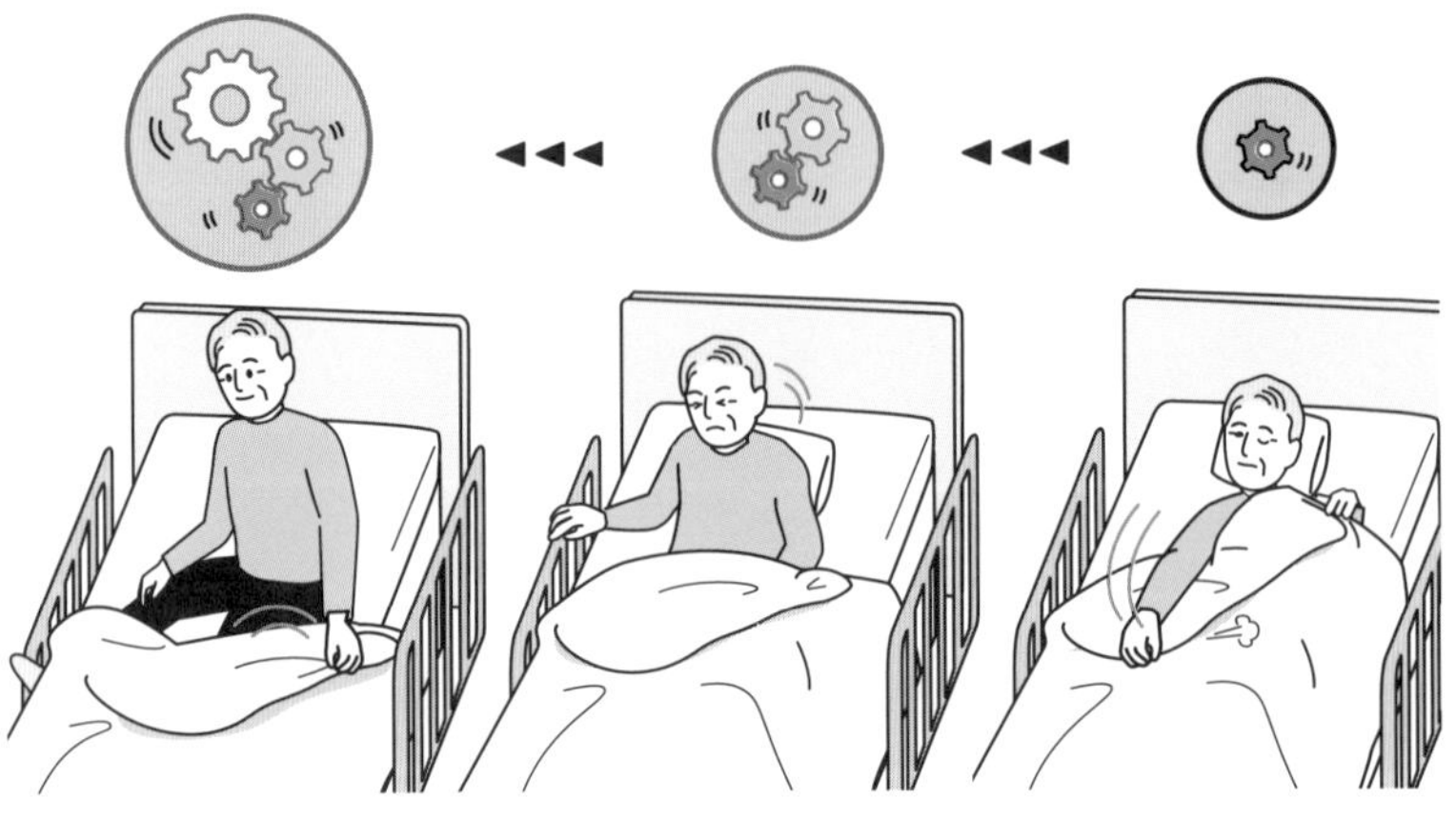

エピソード

1つ目の動作を自分でやる

1分でも長く眠っていようとしていた子どもの頃を思い出してみてください。「起きなさい！」と親からめくられた布団を、一瞬で奪《うば》い返して布団にくるまった経験があるはずです。

誰かに歯車を回される、つまり介助の手を出されることは、自分の手で歯車を回さないことにつながります。そうなると、介助に抵抗する、生活がスタートしない、動作が流れていかない原因にもなってしまいます。

逆に渋々《しぶしぶ》とでも、〝しょうがない、起きるか〟と自分で布団をめくり始めたら、覚悟《かくご》が決まり、生活がスタートします。

ケアを知るヒント

動きの歯車を意識する

1日の生活は食事やトイレに着替え、仕事や遊びにコミュニケーションなど、多くの活動や動作で成り立っています。そして、それぞれの動作は、小さな動作の組み合わせで成り立っています。

生活の動作は、1つの動きによって歯車のように次の動作につながります。そしてまた別の歯車が回り出している、そう考えてみてはいかがでしょうか。

つまり、動作は何でもよいので、まず動作の歯車を回してしまえば、少なくとも次の歯車が回り出す可能性は高くなるわけです。

布団をめくる最初の歯車を自分で回した人は、ベッドから起き上がるという次の歯車が少しだけ軽くなっています。**きっと、いつもより自分で動き出せることに驚かれると思います。**

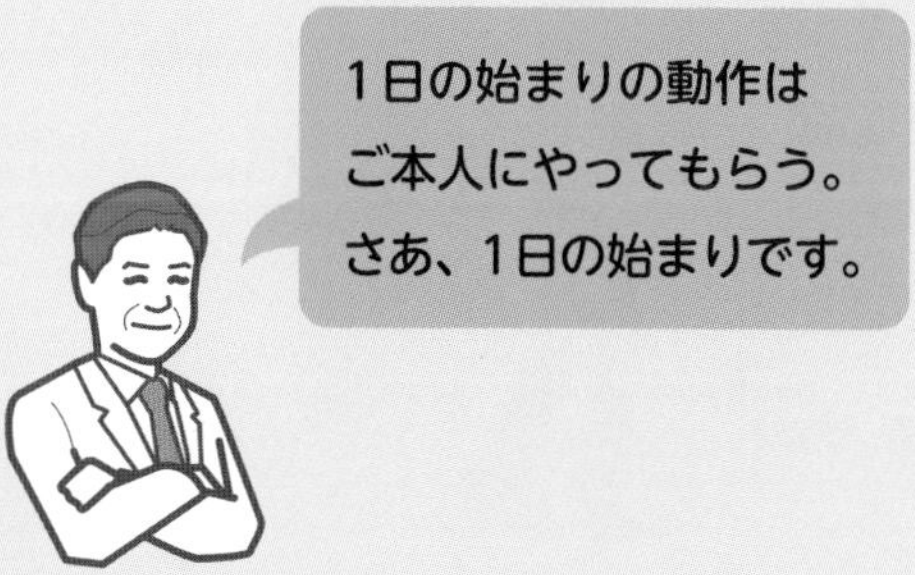
1日の始まりの動作は
ご本人にやってもらう。
さあ、1日の始まりです。

4 声かけの後のひと呼吸

利用者さんの動きを待てず、つい介助の手が出てしまい、
できることを介助で奪《うば》ってしまう。
なんて悩みを一度は抱《いだ》いたことがあるでしょう。

では、どうすれば〝待てる〟ようになれるのでしょうか。

相手の動きが見える、相手の動きを知ることが
〝待つ〟ための大切な要素です。

そのために、
声かけの後にひと呼吸置いてみてはいかがでしょうか？

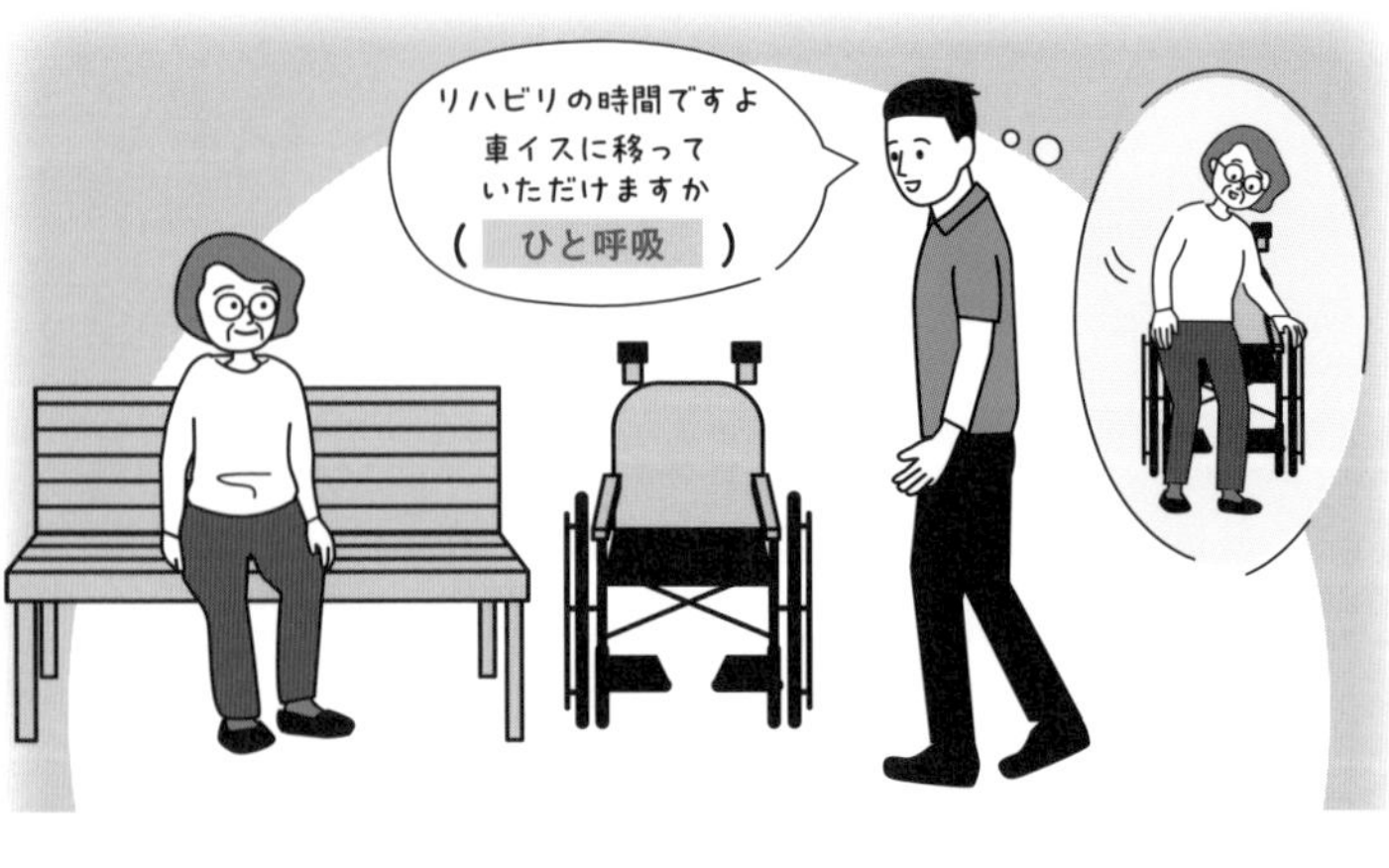
リハビリの時間ですよ
車イスに移って
いただけますか
（ ひと呼吸 ）

エピソード

〝待てる〟にはワケがある

たとえば誰かと待ち合わせをしているとき、相手の到着が遅れていたとしても、「今どこまで来ています」と連絡があると、安心して待つことができます。

バスや電車などで、前の便を逃《のが》した人の多くは落ち着いて次の便を待つと思います。つまり、待つことができるのは次の便が〝ある〟と知っているときです。

もし、**相手の動きが〝ある〟と想像できたなら、あるいは〝ある〟とわかっていたとすれば、利用者さんのことを待つことができるのではないでしょうか。**それは時間の目処《めど》がわかっている待ち合わせや、乗り物を待つのと同じなのです。

介護のコツ

〝待つ〟ためのひと呼吸

介助者が利用者さんに声をかけてから介助を行うのは当然のマナーです。しかし〝待てない〟という事情の裏には、声かけと介助の間に時間の隙間《すきま》が存在していないという事実がありました。

本当は自分でしていただいたほうがよいとわかっている。しかし、他の業務に追われてしまい、申し訳ないけれども、ササっと介助で済ませてしまうこともあります。

利用者さんのために行《おこな》っているはずの介助が、実は本人のためになっていないのかもしれない。そんなジレンマを抱えながら仕事をしなければならないのは、介助者にとっても大きなストレスになります。

〝待てない〟と悩んでいるみなさんは、「声かけの後のひと呼吸」を実践してみてください。

相手の動きの“ある”を想像する、長くても数秒の即効薬、それが「声かけの後のひと呼吸」です。

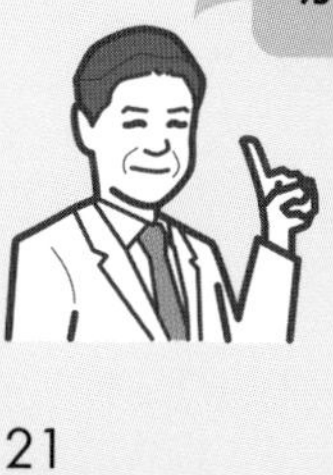

5 "自分でやった感"を大切に ～支える姿勢で待ってみる～

利用者さんにとって少しでも自分でやった感を味わうことで、その次の動作を自分でやることにつながっていきます。

1人では立ち上がることはできなくても、車椅子の背もたれから自分で上体を起こしていただく、そうすると今度は自分から立ち上がろうという動きにつながりやすくなるのです。

たとえその先が介助であっても、立ち上がろうとする小さい動きの積み重ねは、人生という長い時間で見ると確実にその人の身体機能の維持に貢献《こうけん》しています。

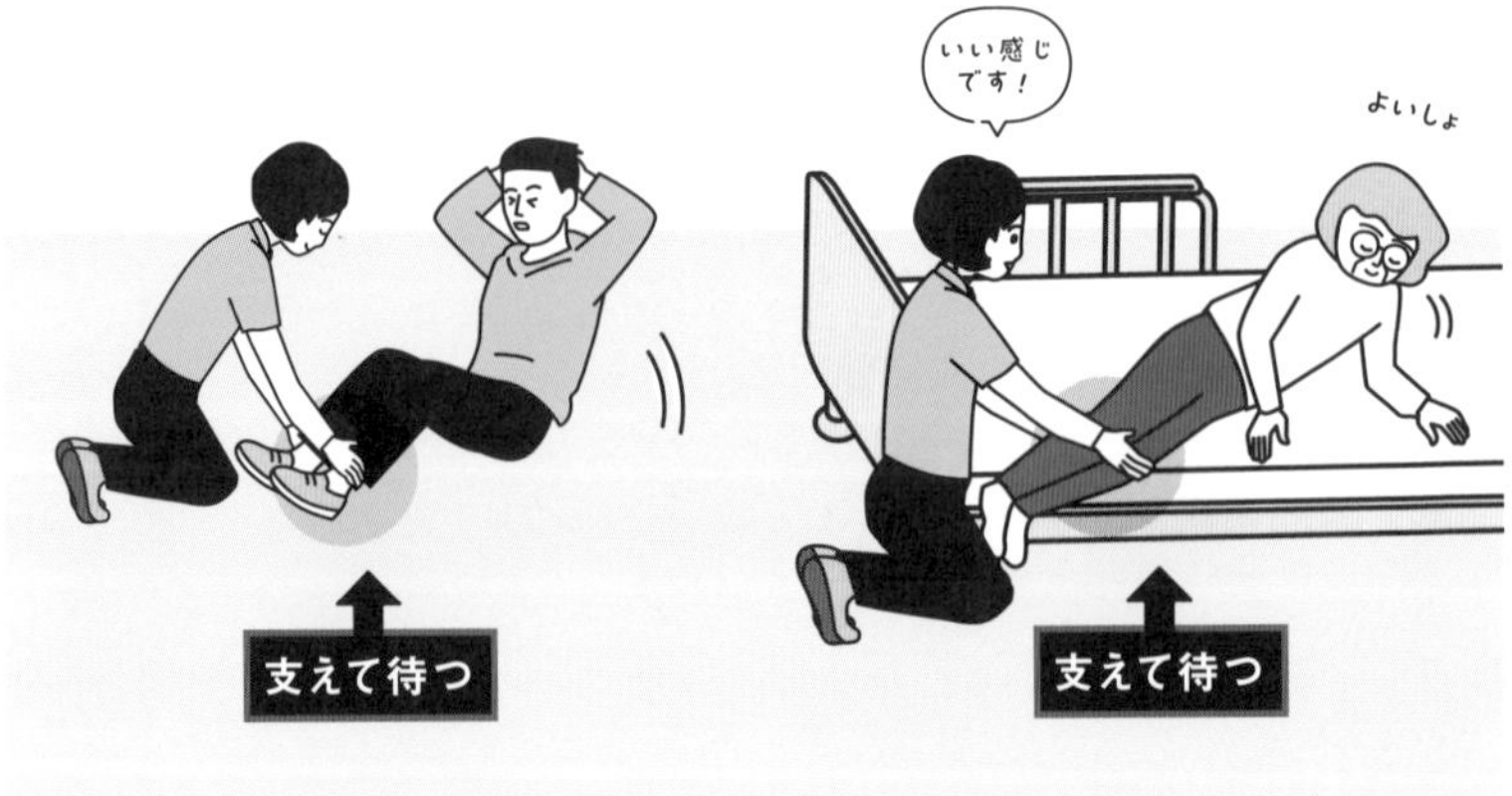

支えて待つ
いい感じです！
よいしょ
支えて待つ

ケアを知るヒント

“自分でやった感”の効果

自分でやった感は、動くことへのモチベーションになるので、日々の介護にも活用できるはずです。

たとえばベッドから起き上がる動作は、上半身が起き上がって座位になる動きですから、動きとしては腹《ふっ》筋《きん》運動とそれほど変わりません。

起き上がり動作を介助するときは上半身を起こすのではなく、介助者は脚をしっかりと支えて、**利用者さんが起き上がってこようと努力する動きを待ってみましょう。**

体のどこかを支えられると、それ以外の体の部位は動かしやすくなります。

自分でやったと感じる体験は、介助によって引き出せるのです。

介護のコツ

“自分でやった”を感じていただくワザ

立ち上がる前には車椅子の背もたれから体を起こしてくる必要があります。ここで、さりげなく介助者が膝《ひざ》を床に押しつけて支えを作ってさしあげると、意外にも簡単に本人が上半身を起こしてくれたりします。

筋力が弱いからといって、体を起こすのを介助者が手伝ってしまうのでは、利用者さんの力を十分に発揮できません。

そこで、「脚を支えておきますから、頑張って体を起こしましょう」と声をかけてみるのです。

そこにある大きな違いは、“自分でやった感”なのだと思います。**自分でやった感があるから、また次頑張ろうとなり、少しずつ自分でできることも増えていくのでしょう。**

健康長寿の方々は、いつもどおりのことをいつもどおり行っています。“自分でやった感”の延長に生活の維持があるのです。“自分でやった感”を大切にする、支えて待つ介護を心がけましょう。

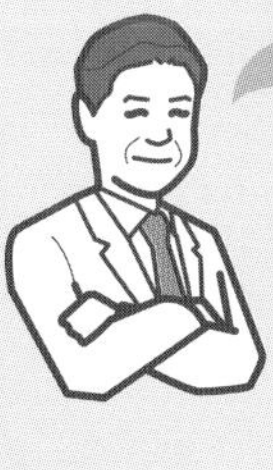

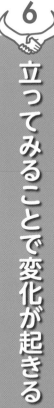

6 立ってみることで変化が起きる

1つ階を上がったところから窓の外を見るだけでも、いつもと違った風景を感じられます。

お店などを探してキョロキョロとしているときに、ふと看板などを見上げるとビルに見下ろされているようで圧倒《あっとう》されてしまいます。

馴染《なじ》みの場所から眺める景色は、見慣れた風景が目に映ります。

しかし、同じ場所でも視点が変わると、その景色の違いにハッとさせられる体験をします。

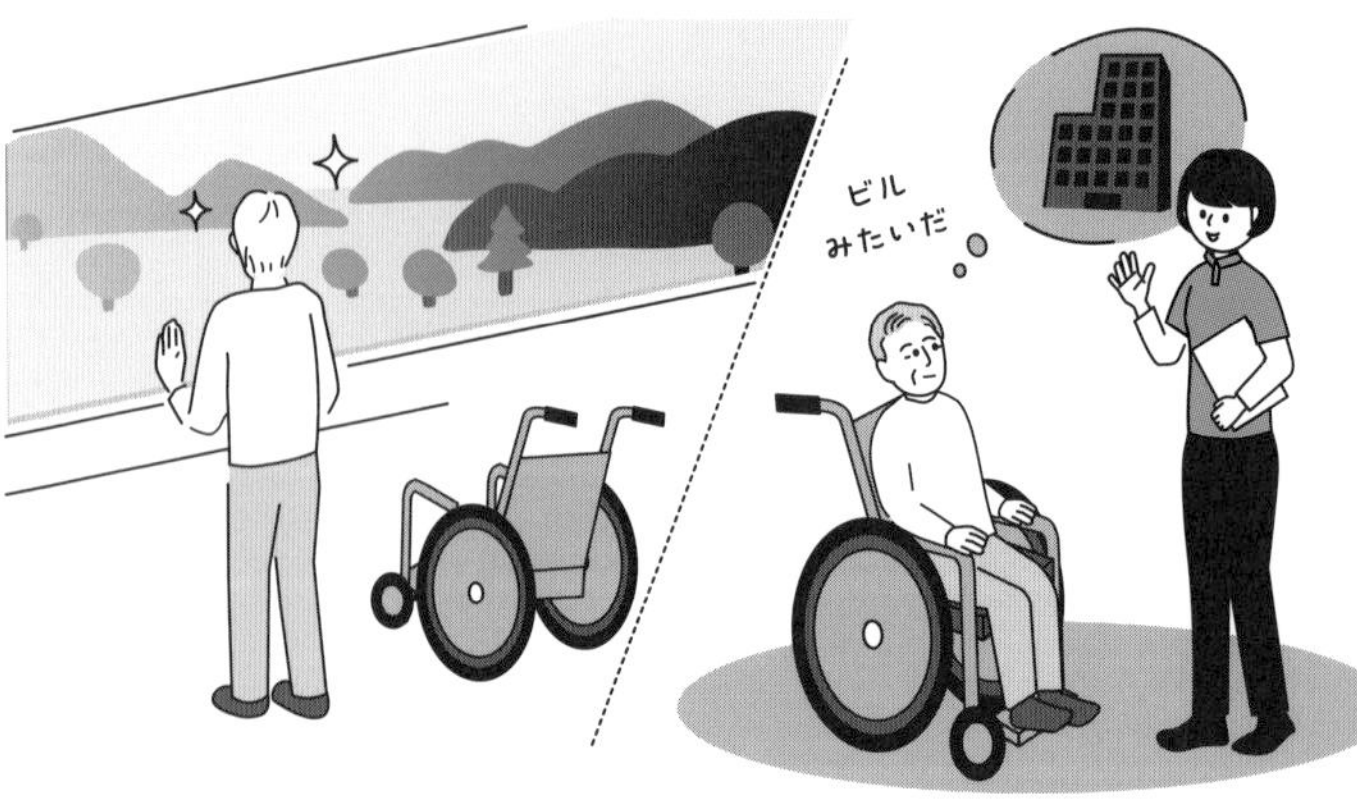

エピソード

景色の変化で自分の変化を知る

窓際《まどぎわ》を利用して、「立つ」練習をしていた方の「座ってみる景色と、立って見る景色は違うんだ」「立って眺《なが》めると気持ちがいいんだ」という言葉がとても印象に残っています。

車椅子での生活になられた方にとって、立つという体験は、単純に立つという動作を再び獲得するためや、下肢の筋力をつけるためというだけのものではありません。

景色の変化を通じて、立っている自分をありありと感じることのできる時間なのではないでしょうか。

それが利用者さんの「気持ちがいいんだ」という言葉に現れているように思うのです。

くわしくみてみる

見える景色で前向きな気持ちに

体の不調から、1人で立つことが難しい利用者さんもたくさんおられます。そのような方々にとって、立つ動作は不要なものではありません。

介助であっても立つという経験は、忘れていた能力を思い出すきっかけになると多くの利用者さんに教えていただきました。

「立って眺めると気持ちがいいんだ」という前向きな想いは、**本人だけでなく、関わる介助者の気持ちまで前向きにさせてくれます。**

〝少し足が踏ん張っていられましたね〟〝少し歩いてみましょうか〟〝トイレを使ってみましょうか〟などの声かけもよいでしょう。お互いが、お互いを気持ちよくさせるという意味では、コミュニケーションそのものが、介助を支えているのだと思います。

介助者がしゃがんで目線を合わせるのもよいですが、車椅子の利用者さんに立っていただくことで、目線を合わせるのもアリでしょう。

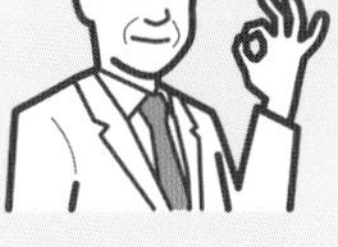

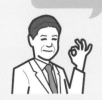

7 その転倒、事故ではなく経験です

高齢者の転倒は、大きなケガや骨折につながりかねない。
だからこそ自《みずか》ら活動を控《ひか》えてしまう方も少なくありません。
転倒の多くは、
気をつけていないから起きるのではありません。
気をつけていたけれど〝気がついたら転んでいた〟のです。
それが転倒の正体であり、転倒予防の難しさです。

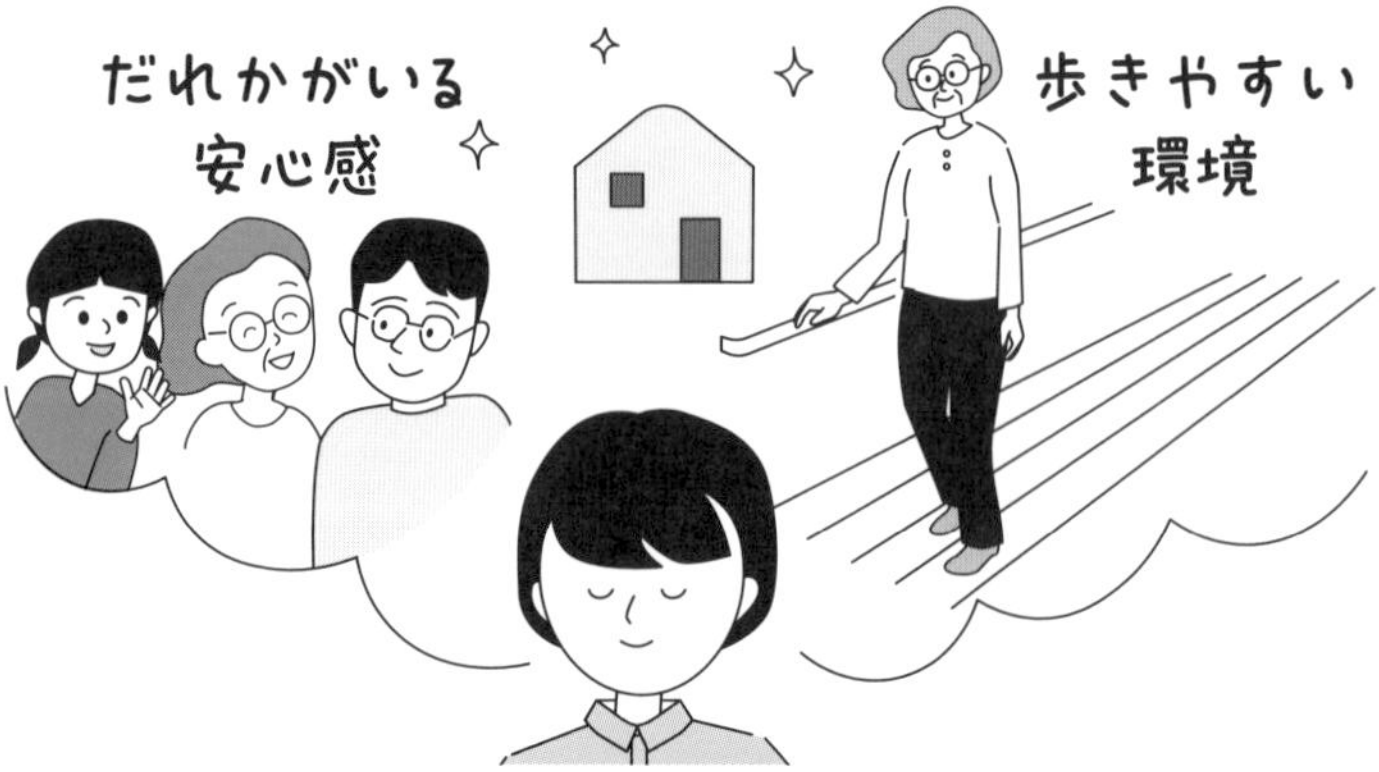

くわしくみてみる

転びたくない、負のループ

転倒はなるべく避《さ》けたいものです。転倒してしまったら、転ぶことへの恐怖心《きょうふしん》や、ケガで家族に迷惑をかけてしまうことへの不安が芽生えます。そして活動量が減り、体力や筋力が衰《おとろ》えてしまいます。

そうなると、次に転倒した際の大ケガのリスクがさらに高くなってしまいます。

とはいえ、どこか弱い部分を鍛《きた》えれば、何かに気をつけて歩いていれば転ばない、というほど人の活動は単純なものではありません。

〝転倒したくなければ動かないで寝ていればよい〟というのは、寝たきり生活を作る近道ですから、もちろん誰も望まないはずです。

ケアを知るヒント

転ぶことも生活の一場面

〝転倒リスク〟という言葉が使われる病院や施設で転倒すると、どうしても事故扱いになってしまいます。

でも、見かたを変えれば、それだけ本人が安心して動こうとされるような、活動的な環境が作られているともいえるのかもしれません。

自宅において転倒は、事故ではなく生活する中での経験として捉《とら》えられるほうがよいと思います。つまり、**転倒してしまうことを想定のうえで、動きたいときに動くという当たり前の日常を、極端《きょくたん》に変えないことも大切な健康づくりです。**

〝気がついたら転んでいた〟そのときに体がどんな反応したかによってケガや骨折の程度は変わります。

少しの動きでも経験値が多いほど、いざというときに身体が反応してくれるのです。

動きたいときに動く、その経験こそが最高の転倒予防です。

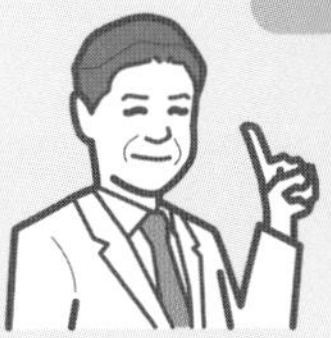

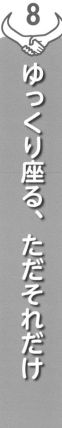

8 ゆっくり座る、ただそれだけ

高齢者の、足腰の筋力の衰《おとろ》えは、
気づかないうちに徐々《じょじょ》に忍《しの》び寄《よ》ってくるものです。

手をついて立ち上がる、壁に伝《つた》って歩く、
それで本人が楽に安全に動けるのであれば
何も悪いことではありません。

しかし、手の力にたよる分だけ、
どうしても足腰は衰えてしまいやすいです。

足腰の筋力を衰えさせないオススメの方法が1つあります。
それは〝ゆっくり座る〟ただそれだけです。

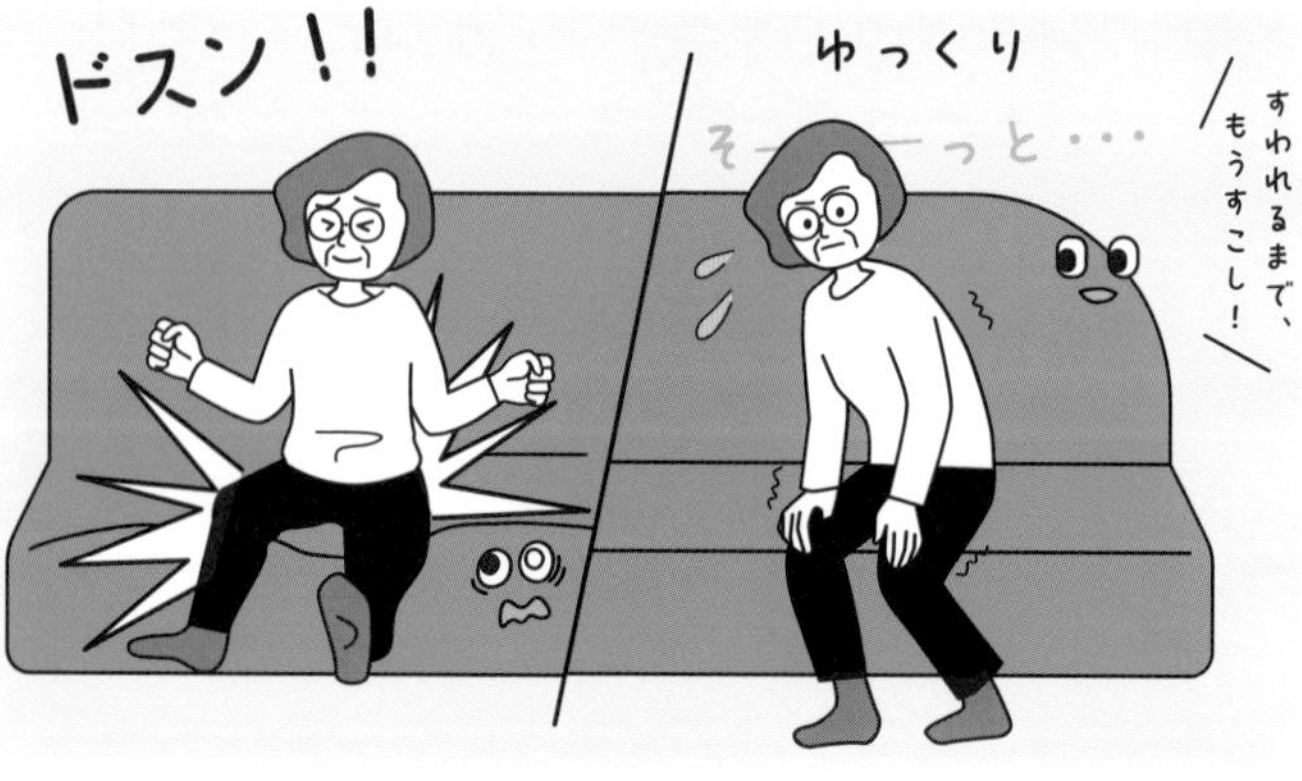
ドスン！！
ゆっくり
そーーーっと・・・
すわれるまで、
もうすこし！

ケアを知るヒント

衰えることで できない動作が増えるワケ

人間の体は正直なもので、本人が意識しなくても衰《おとろ》えを補《おぎな》い、少しでも楽に動けるように自然と動作のやり方が変化していきます。

たとえば、テーブルや膝《ひざ》に手をついて立ち上がるのは、体が弱いところや、痛いところをなるべく使わないようにするからです。

そうして微妙《びみょう》に動作のやり方が変化していく中で、体の強いところと弱いところ、得意な動作と不得意な動作の差が少しずつ開《ひら》いていくのです。

さらに、弱いところを使う**不得意な動作は〝やらない動作〟へと、やらなくなった動作は〝できない動作〟へと変わっていく**のです。

介護のコツ

重力にゆっくりと負ける 練習から始めてみる

足腰の筋力の衰えでわかりやすいのが、椅子などに腰かける際に、途中でスコンと力が抜けてしまい尻もちをつくように座ってしまうという現象です。

尻もちをつくような座り方は、重力に対して早々に降参《こうさん》してしまう座り方なのです。

そうして重力に簡単に負けることは、立つ、歩くなどの動作ができないことにもつながってしまうのです。

生活のなかで重力に勝つ、あるいはゆっくりと負けることを通して私たちの筋力は維持されています。

〝ゆっくり座る〟のは、立つ、歩くと違ってこれから危険に向かってスタートする動作ではなく、座《ざ》位姿勢《いしせい》という安全なゴールまであと少しの動きです。

最後のひと頑張りとして意識してみましょう。

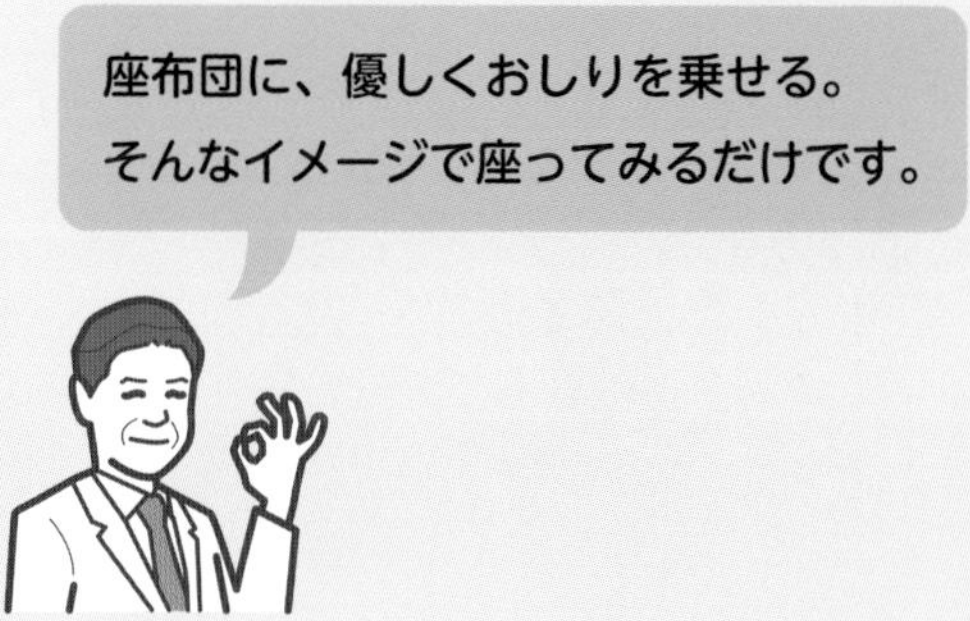
座布団に、優しくおしりを乗せる。
そんなイメージで座ってみるだけです。

9

見られる意識で、着替えははかどる

着替えるという行為《こうい》は、
周囲の方の存在が大きく影響《えいきょう》しているようです。
あなたは見られていますよ、
そんなところに人の行動が変わるきっかけが隠《かく》されています。
着替えを後回しにしてしまう利用者さんには、
〝あなたは見られています〟
その意識に働きかけることが大切です。

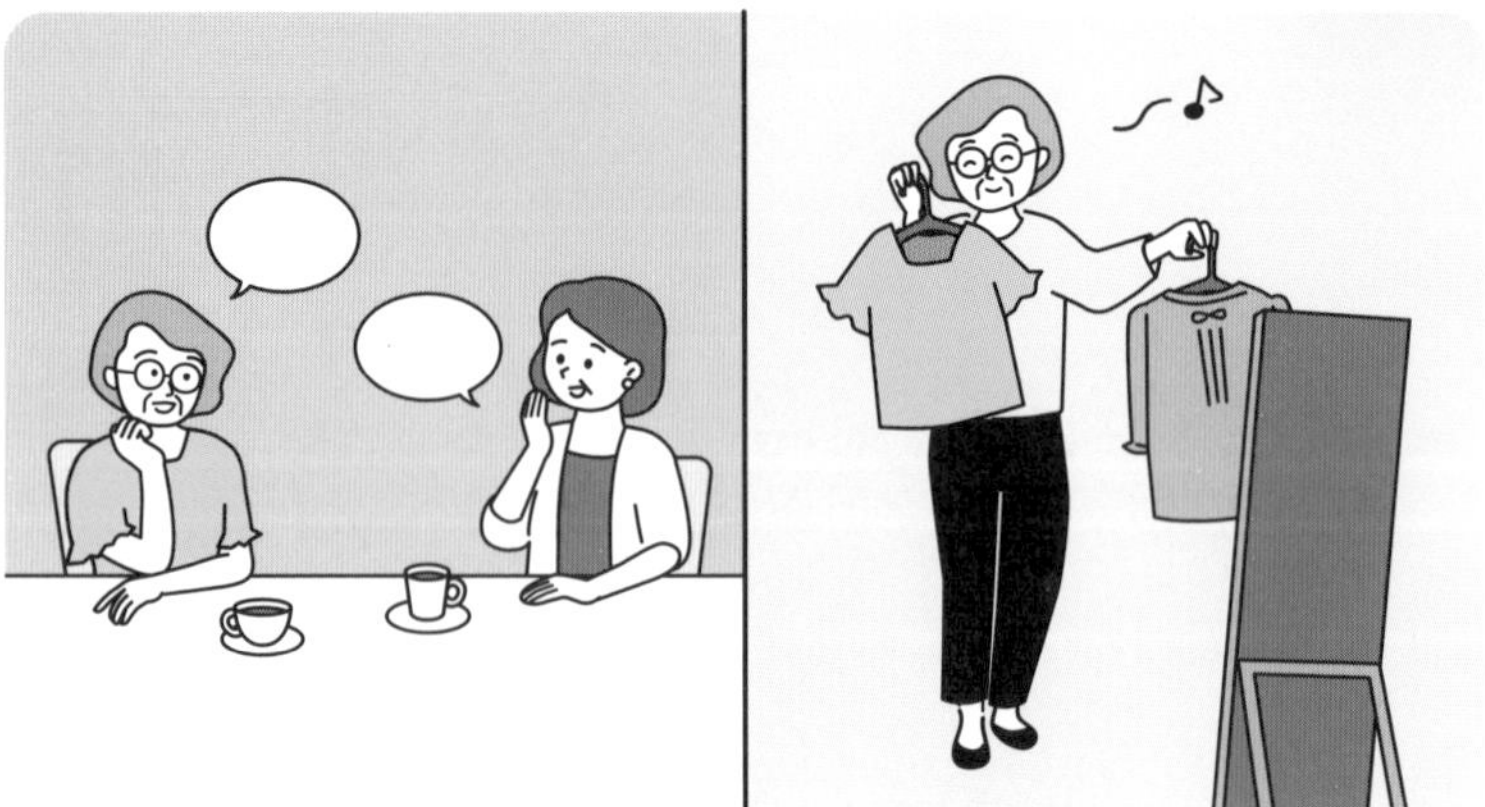

ケアを知るヒント

〝見られている意識〟

近所のコンビニまで出かけるとき、部屋着（スウェットなど）のまま行きますか？ それとも着替えてから行きますか？ もちろん、どちらが良い悪いではないです。〝そのまま行く派〟と、〝着替えて行く派〟の違いは何なのでしょうか。

哲学者の鷲《わし》田《だ》清一《きよかず》さんは、ヒトが服を着始めるのは〝**自分が他人の目にどんなふうに映っているか意識し出したとき**〟と著書で述べられています。

たとえば、小さい子どもは、そこまで服装を気にかけることはないでしょうし、どこにも出かけない休日に、おしゃれな服装で自宅で過ごす人は少ないはずです。

エピソード

〝あなたは見られています〟という声かけ

病院に入院されている患者さんによっては、作業療法士によるリハビリがあります。しかし、着替えのリハビリにモチベーションが上がらない方が少なからずおられます。

それは患者さんにやる気がないのではなく、まだ他人の目線にまで想像力がおよぶほどの余裕がない状態であるとも解釈《かいしゃく》できます。

病院で、病衣にほんの少しシミがついていた患者さんに対して、「すぐ着替えましょうね」と声をかける看護師さんに出会ったとき、とても感銘《かんめい》を受けました。

〝あなたは見られています〟それこそ、患者さんを社会参加に近づける大切な関わり方です。

見られる意識で、着替えは自然とできるようになります。

大切なのは、自分で着替えができること以上に、「今日は何を着ようかしら」「何を着ますか？」の声かけです。

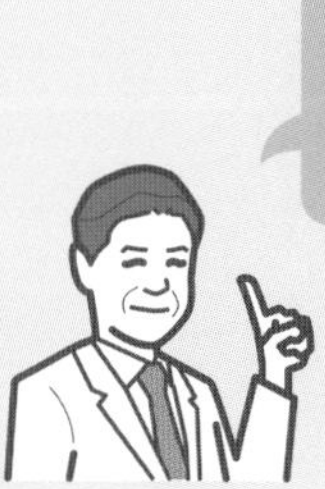

参考図書
鷲田清一：ちぐはぐな身体−ファッションって何?，ちくま書房，2005

10 トイレは気兼ねなく

さっき行ったばかりなのに、
バスや電車に乗った途端《とたん》にトイレに行きたくなる。
そんな経験をされている方も多いと思います。

そうなると、トイレのこと1つが、
外出や行動範囲にまで影響《えいきょう》していると考えられそうです。

逆に、自宅ではトイレのことを心配しなくてよいのは
どうしてなのでしょうか。

おそらくトイレのある、ない以上に
〝いつでも〟、〝気兼《きが》ねなく〟が大切な要素だからなのだと思います。

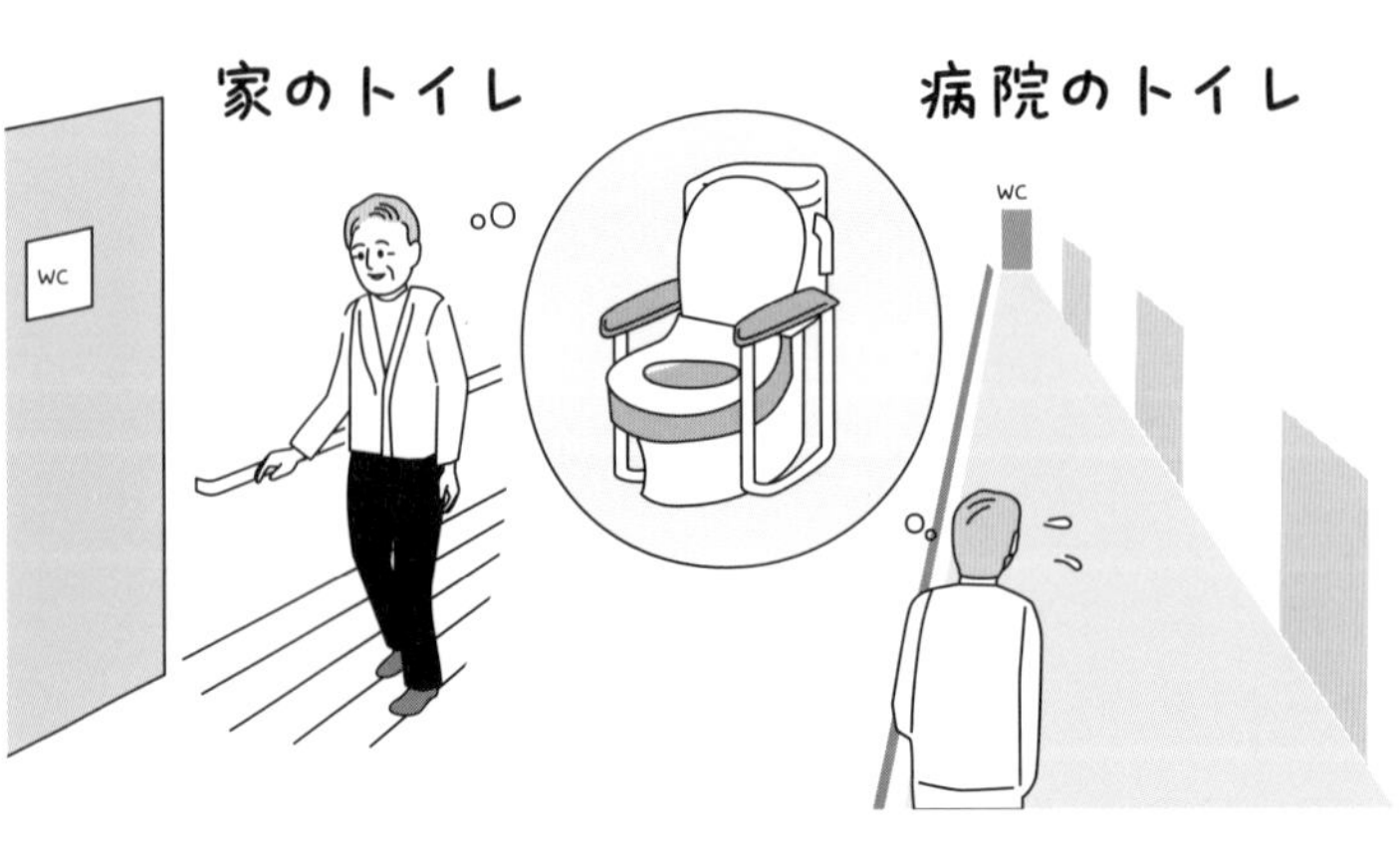

エピソード

トイレは過ごし方に支障をきたす？

災害時の避難所《ひなんじょ》でトイレに行くことを気にして、水分補給を控《ひか》えてしまう方も多くいらっしゃるという話を耳にします。

歩行など、移動に不安のある方であれば、避難所に限らず、不慣れな病院等のトイレであっても同様のことが起こります。

水分補給、排泄《はいせつ》は高齢者の健康を維持するための重要なことですから、**気兼《きが》ねなくトイレに行ける環境づくりを心がける必要があります。**

気兼ねなくトイレに行けることは、尿便意のコントロールやトイレまでの移動、下着の上げ下ろしなど、本人にある能力がしっかりと発《はっ》揮《き》できる土台になります。

ケアを知るヒント

トイレへの動線を意識してみる

施設や病院によっては、トイレに行くために、それなりの距離を移動しなければなりません。それは、自宅でトイレに行く場合と比べて気兼ねなくとはいきません。

したがって、病院で必要としていた見守りや介助が、そのまま自宅で必要な介助とは限らないのです。

家族としては、失禁の有無や、トイレの移動を含め、安全に行《おこな》えるか気になるところだと思います。**まずは、気兼ねなくトイレに行ける環境を整えることをお勧めします。**

利用者さんが気兼ねなくトイレに行けるかどうかは、退院先や介護の必要度を左右します。

失禁についても、体の動きにしても本人が安心できる環境のもとでは、よい方に変わってくるものだからです。

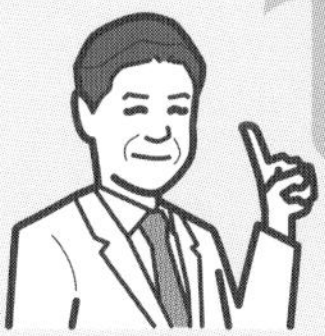

ご家族が利用者さんにできるようになってもらいたい生活動作として、トイレを１番に挙《あ》げられることが多いです。同じくらい本人が望んでいるのは、気兼ねなく行けるトイレではないでしょうか。

11 お風呂は重労働

最近、お風呂の回数が減ってきた、
お風呂に入るのが億劫《おっくう》になってきた。

それは、体力の衰《おとろ》えを知らせるサインかもしれません。

そして着替えなどの身だしなみ動作の習慣も変わっていくきっかけとなる場合もあります。

お風呂からあがった後にスッキリ、さっぱりするのは、「お風呂は重労働《じゅうろうどう》」だからなのでしょう。

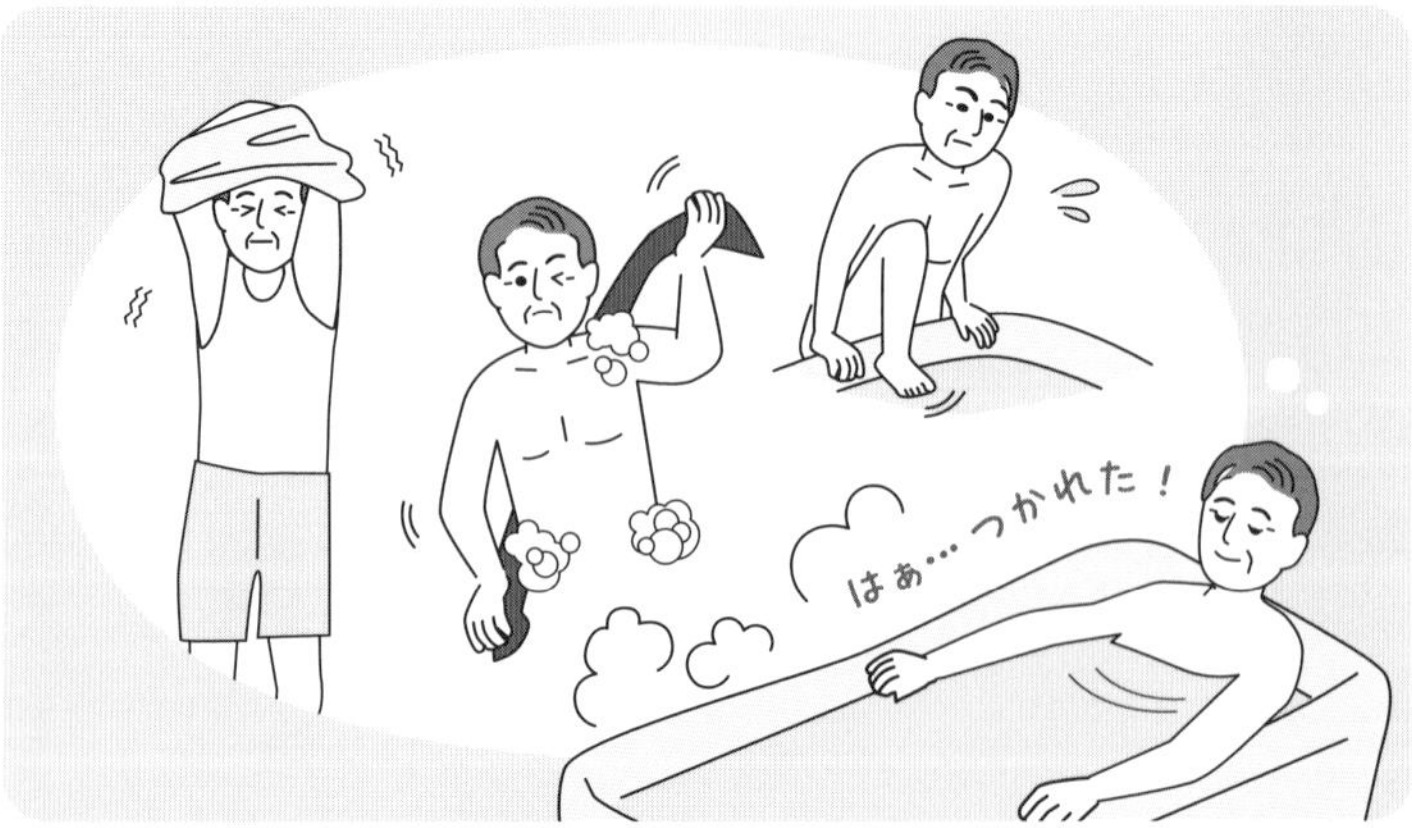

お風呂そのものが健康維持に！

全身の衣服の脱ぎ着、段差のある風呂場への出入り、洗髪《せんぱつ》や体洗い、浴槽《よくそう》への出入りと、ざっと挙《あ》げただけでも、入浴はかなりの運動量です。

入浴には、関節や筋肉の働き、バランス、温度調節や、せっけんを残さず洗い流す感覚や認知機能も使われます。そして鏡に映る自分の顔や体と、嫌でも向き合わなければなりません。

そうであるとすると、毎日とはいかないまでも、**お風呂の習慣を維持することは、健康にとって大切なものだといえそうです。**

実際に、毎日入浴する高齢者は、要介護リスクが３割も減少するそうです。

お風呂が遠のいたら早めにチェック

体は正直です。お風呂が億《おっ》劫《くう》になるのは、単純にお風呂が嫌いになったとか、不潔になったとかではありません。お風呂にまつわる多くの動作のうち、**本人にも気づかないなんらかのやりにくさ、不安感、不快感が隠れている可能性があります。**

脱衣所や浴室が寒いだけでも足が遠のきますし、滑《すべ》りやすい環境での動作は必要以上に疲れます。

つま先洗いや洗髪の際の前かがみの姿勢は意外にも恐ろしいものです。

本人の動作から苦手なところが見えてきますから、介助が必要なのか、環境を整えればよいのか、何か福祉用具で解決しそうか、探ってみるとよいでしょう。

入浴後の１杯のコーヒー牛乳か、１個のアイスクリームか、はたまたスキンケアか、重労働であるお風呂の習慣を維持するために、人それぞれの楽しみも忘れずにいたいものです。

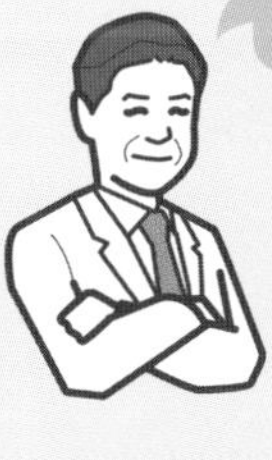

参考文献
Akio Yagi et al：Bathing frequency and onset of functional disability among japanese older adults：a prospective 3-year cohort study from the JAGES. Journal of Epidemiology 29(12)：451-456, 2019

12

オシャレは健康に良い？

高齢者であってもオシャレな方は、
背筋が伸びてしっかりとしているという
イメージはあると思います。

若々しく健康だからオシャレをしていられるのか、
オシャレにしているから若々しく健康なのか。

身《み》綺《ぎ》麗《れい》にしていることは
心身によい影《えい》響《きょう》を与えているのではないでしょうか。

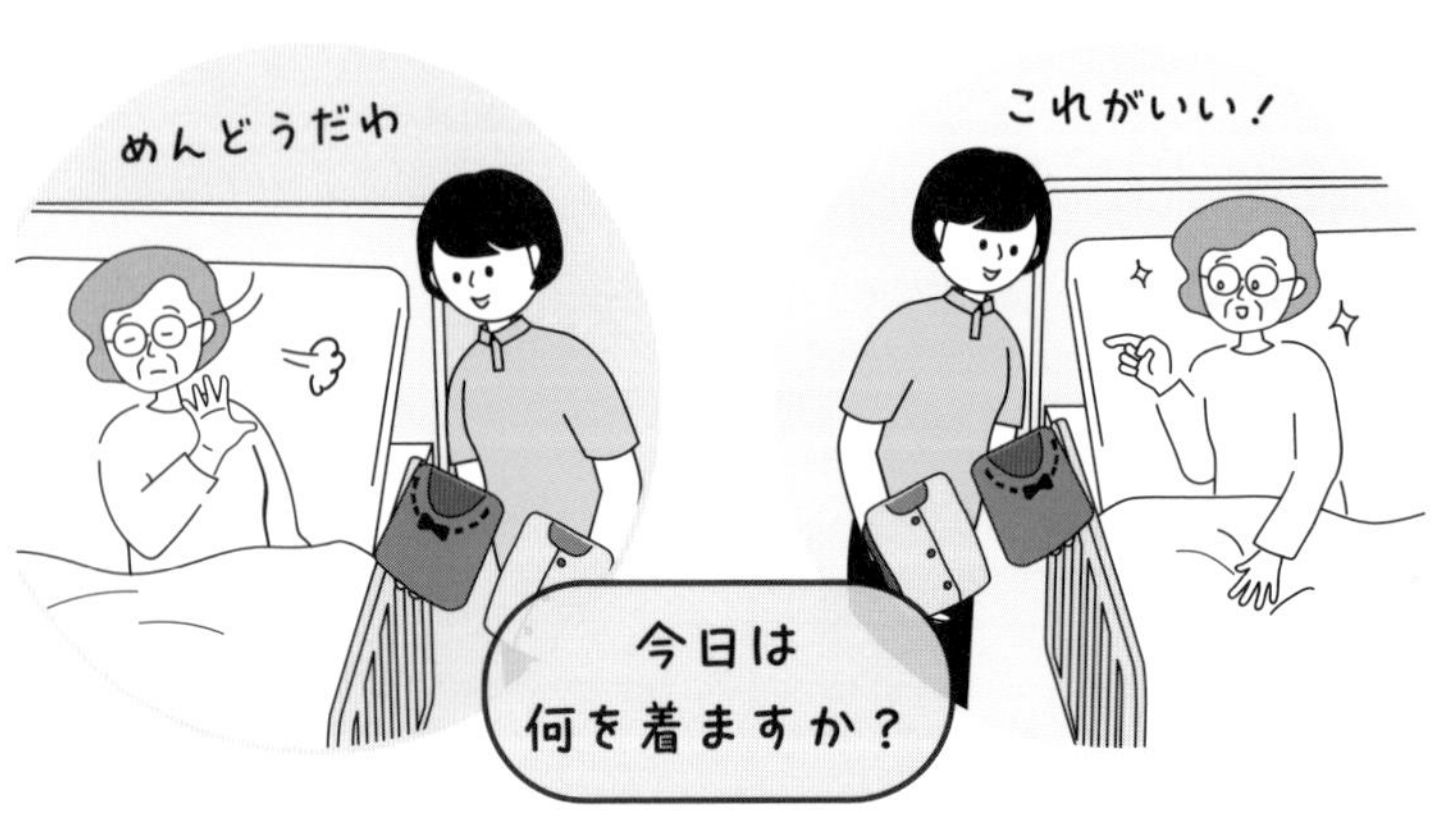
めんどうだわ
今日は
何を着ますか？
これがいい！

くわしくみてみる

着替えは億劫《おっくう》？

服を着る、脱ぐという動作は意外に複雑です。単純に手足を曲げたり伸ばしたりという動きだけではなく、衣服によって微妙に体をねじったり、すくめたりしながら行っています。

このねじったり、すくめたりの動きこそが体の柔軟性《じゅうなんせい》のことであり、高齢者には厄介《やっかい》な動きとなります。

そうなると、食事やトイレのような直接生命にかかわる動作とは違い、**着替えは面倒で優先度が低い位置づけとなりやすい動作**といえます。

そのためリハビリのプログラムでも、モチベーションが上がりにくい種目とされています。

介護のコツ

オシャレ意識は、着替え意欲につながる

周囲の方は、利用者さんがうまく着替えられないことを責めたり、急かしたりせず、大変な動作なのだと理解する必要があります。

何より着替えは、その動作を自分でできるかどうかよりも、「今日は何を着ようかしら」と、ちょっと先の未来に思いを馳《は》せるのが素晴《すば》らしいことなのです。

着替えに介助が必要になったとしても、介助のしやすさを優先した服選びではなく、**「今日はどの服にしますか？」と、本人が未来を選択できる関わりが大切です。**

本人が選択した服を着ることで少しだけ背筋が伸びて、シャキッと受け答えしているのであれば、着替えの練習をするよりも、はるかに効果的なリハビリになります。

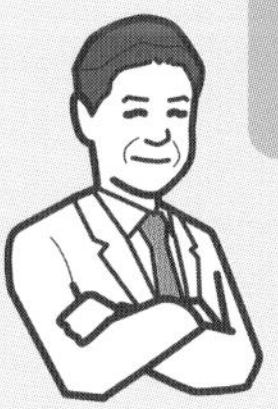

今日は何を着ようか、次はこんな服を着てみたい、と考えることは、体や認知機能を刺激します。若々しさの維持や健康とも関連が深いといえるでしょう。

13

心地よさを優先する体位交換

ベッド上での生活時間が長くなってしまったら注意したいのが、褥瘡《じょくそう》（床ずれ）の予防です。

そうなると、寝心地だけではなく、予防のための機能性も重視されます。

褥瘡のリスクは同じ姿勢で居続《いつづ》けることで高まります。

そこで、一定時間おきに姿勢を変える、体位交換という介助が必要になります。

心地よさが健康につながる

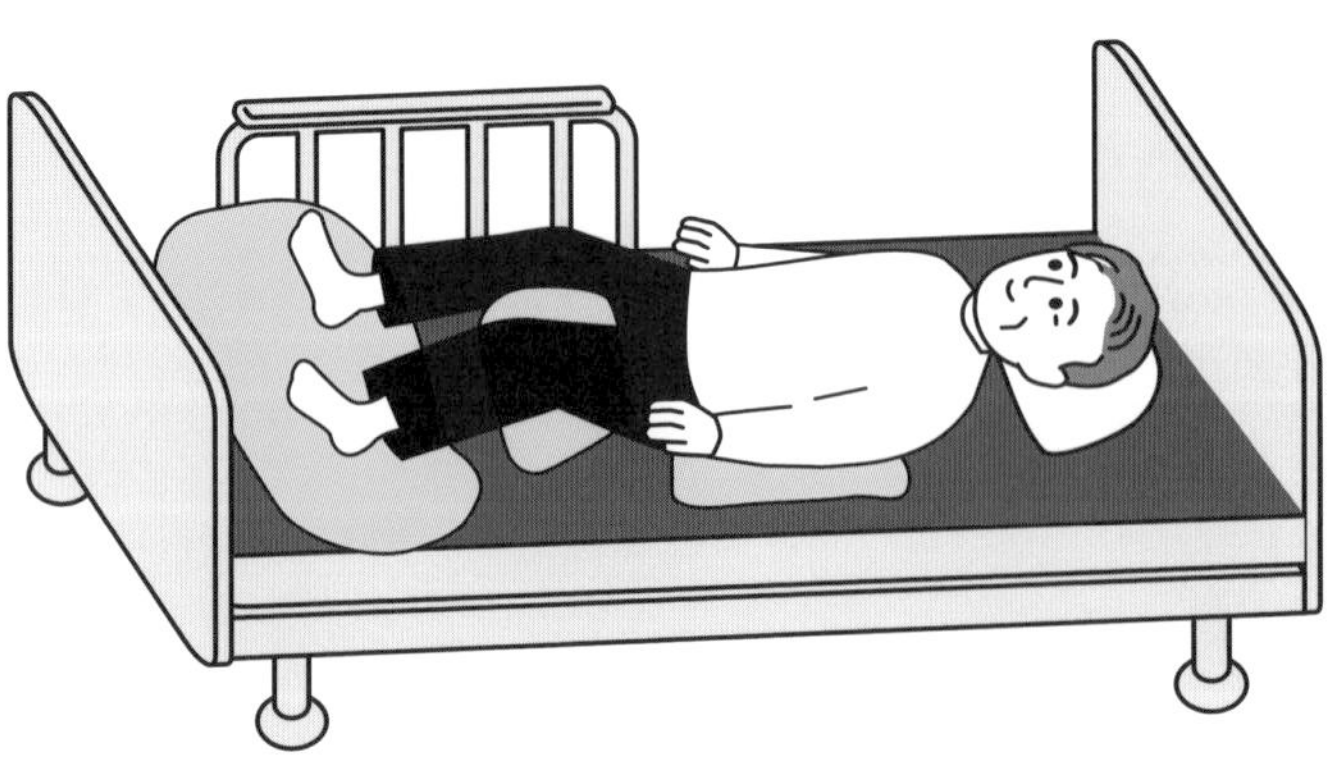

ケアを知るヒント

心地よさのための小さな動き

　私たちが普段の生活で褥《じょく》瘡《そう》ができないのは、不快を無意識に察知し、少しだけ体の位置を調整することで回避《かいひ》しているからなのでしょう。不快の回避にはそれほど大きな姿勢変換は必要としていません。

　そこで、介助の際にも**利用者さんが体の位置を小さく動かす余地を作るように調整する**ことを大切にした体位交換をオススメします。

　一定時間おきに体位交換をしても、もしその姿勢が本人にとって不快で、その後数時間も身動きがとれないのであれば、かえって余計な体の緊張を作り、関節の拘縮《こうしゅく》（関節が硬くなってしまうこと）を引き起こす要因にもなってしまいます。

エピソード

ＡＬＳの方の心地よさ

　体位交換のコツを考える上で、筋萎縮性側索硬化症《きんいしゅくせいそくさくこうかしょう》（以下、ＡＬＳとします）という病気からヒントをいただくことができます。ＡＬＳは全身の筋肉が麻痺《まひ》していく病気で、原因不明の難病に指定されています。

　全身の筋肉が麻痺するということは、同じ姿勢で居続けるという褥瘡のリスクは高いように思われます。しかし、ＡＬＳには褥瘡ができにくいという特徴があるのです。

　それは、筋肉は麻痺しますが皮膚などの感覚機能は失われないため、姿勢の快・不快がはっきりとわかるからです。ＡＬＳの方は不快な姿勢を回避するため、介助者に姿勢の微調整を詳細に依頼ができます。

　そして、その都度、小さく体の位置を調整してもらえますから褥瘡のリスクは軽減します。**不快の回避が、褥瘡の回避につながっているのです。**

体位交換では、ただ体の向きを変えるだけではなく、快・不快の変化と、小さな調整を大切にしましょう。

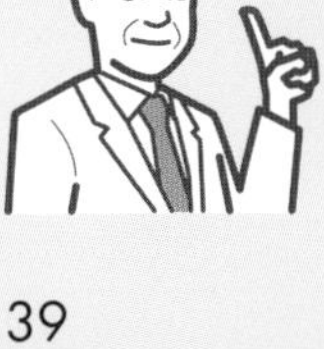

14 寝心地への配慮を忘れずに

「寝る時間だ」

布団にくるまり目を閉じる、この上なく幸せな瞬間です。

逆に、眠れないときの苦しさはかなりのストレスになります。

よい睡眠を得るには、寝心地はたいへん重要です。

体は正直ですから、いつもの時間が近づくと布団が恋しくなります。

それも健康のバロメーターといっても過言《かごん》ではないでしょう。

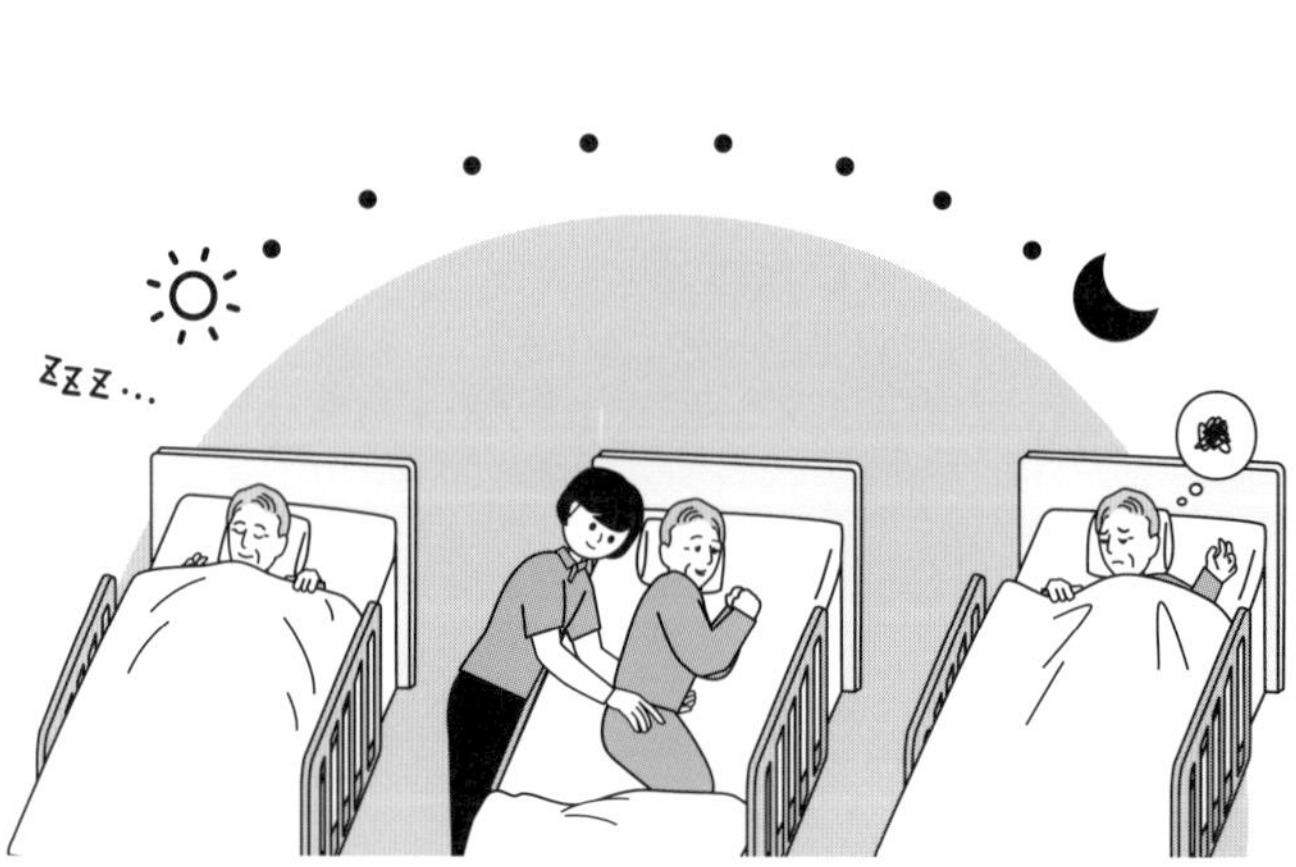

くわしくみてみる

なぜか眠れない時に姿を現す〝寝心地〟

一般的に高齢者は睡眠のリズムが早い時間にシフトして、睡眠時間も短くなるといわれます。

就寝時間や必要な睡眠時間は人それぞれですが、大切なのは、毎日リズムよく眠気がきて、スッキリと目が覚めることです。

ベッド、枕、布団、いつもと同じ環境が、なぜか今日は私の体を受け入れてくれない。

私たちでさえ「眠れない」あの苦しみがあるときほど〝寝心地〟を意識します。

そして意識すればするほど、体を受け入れるはずの枕や布団の位置は、なかなか見つからないもので、利用者さんもそれは同じです。

介護のコツ

本人の寝心地に配慮してみる

筋力や体の柔軟性《じゅうなんせい》が衰《おとろ》えた高齢者や、脳卒中などの事情で体を自由に動かせられない方にとって、寝心地を確保することは容易《ようい》ではありません。

ふかふかな寝具や、体の姿勢を整える介助が、必ずしも本人の睡眠を改善してくれるのではありません。寝心地、その具合を感じることができるのは本人だけだからです。

寝心地は自分で作るもの。そうだとすれば**ベッドや寝具を選ぶ際には、多少なりとも本人の動きやすさを目安とするもアリなのではないかと思います。**

介助が必要な方であれば「寝心地はどう?」、「どこか体の位置を整えましょうか?」と本人に確認してみるのも介助の大切な考え方です。

寝心地は、寝具やベッドに対して自分の体が探し出して、見つけられるものです。

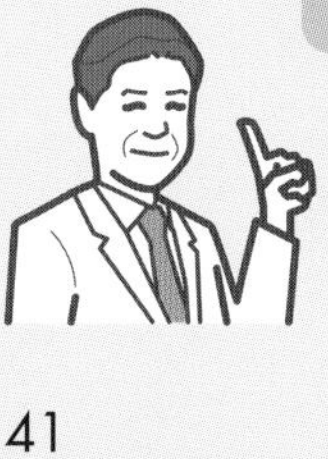

参考図書
明石真：体内時計のふしぎ，光文社新書，2013

15

介護のルールは本人が教えてくれる

身体介護は別々の体を持つ2人が協力して動作をなしとげる営み、そういうと聞こえはよいです。

しかし、意思《いし》を持った体と体が衝突《しょうとつ》するという、恐ろしさと危険が伴《ともな》う行為です。

誰かを介護することが肉体的にも精神的にもストレスが大きいのは、他者は自分にとって思い通りにならない存在だとわかっているからなのでしょう。

一方、利用者さんの身になって考えてみると、介助者こそ恐ろしい存在なのかもしれません。

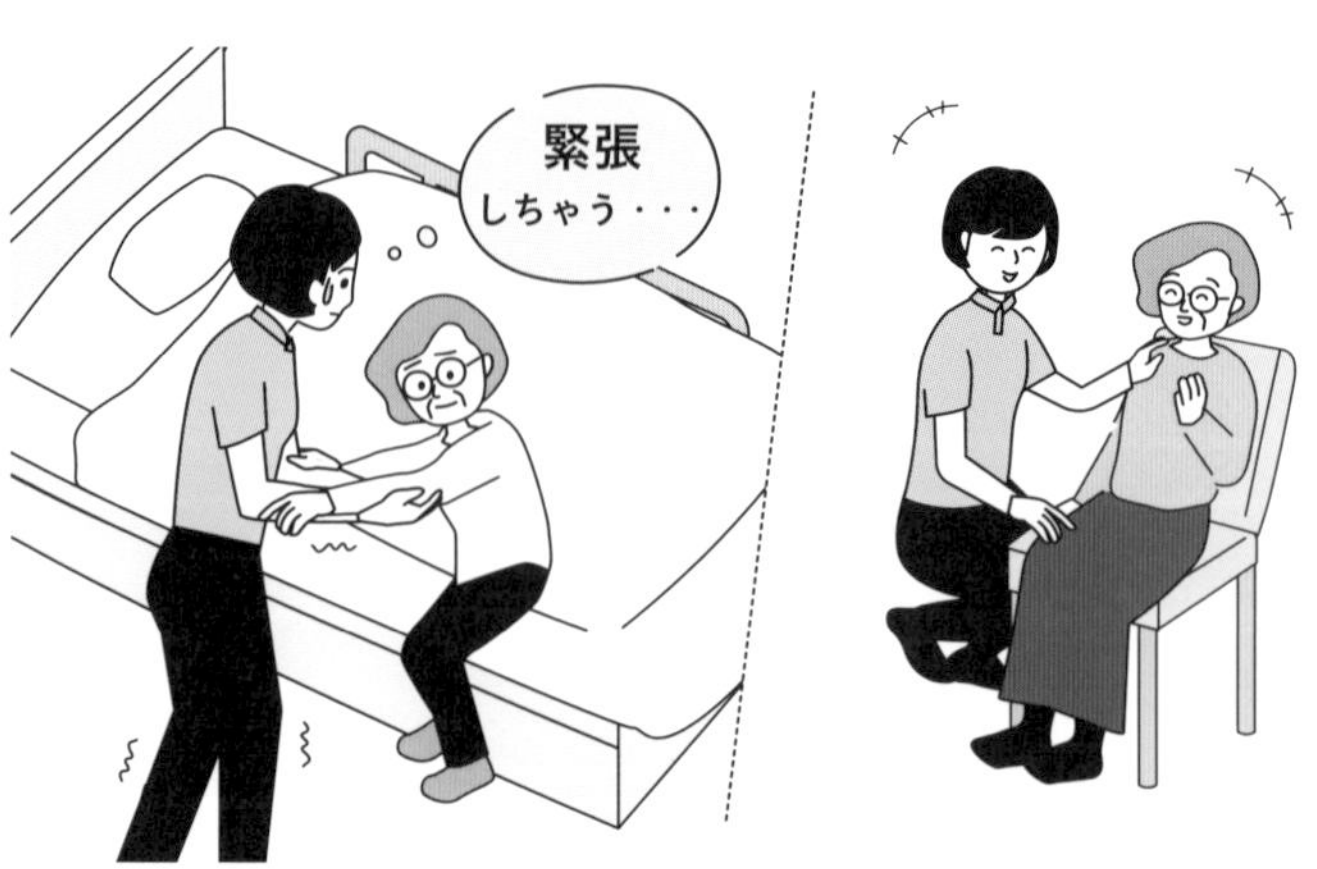

ケアを知るヒント

動作の譲《ゆず》り合い

見知らぬ人同士が協力して何かをするとき、お互いの主張を譲り合いながら進めます。

介護の場合の主張とは、それぞれの動作の動き出しと言い換えられると思います。

通常は介護が必要な方よりも、介助を行《おこな》う方のほうが若くて力も強いため、早く強く動き出せます。

したがって、**利用者さんから動き出しがあったとしても、その動き出しは、介助者の動き出しによって簡単に飲み込まれてしまいます。**

であるとしたら、介護においては利用者さんの主張である動き出しを尊重して譲ることを大切にしなければなりません。

介護のコツ

1歩譲ればわかるルール

「あなたは、そうしたいのですね」が見えること、そして「では、私はこうします」と受けられるところに介護の基本があると思います。

つまり、どう介助すればよいか、そのルールは目の前の本人がいつも教えてくれています。

医療行為ではルールを知っているのは医者や看護師ですから、医療を必要とする方は、ある意味、彼らに身をゆだねなければなりません。

しかし、身体介護の場合は、その人の動きというルールを知っているのは介護を必要とする本人です。ですから、**介助者は本人に動き出しをゆだねてみることで介助のルール（技術）がわかってくるのです。**

相手の主張が見える、わかると
「あなたは、そうしたいのですね」
「では、私はこうします」と、
自然に譲り合うという関係を
築くことができます。

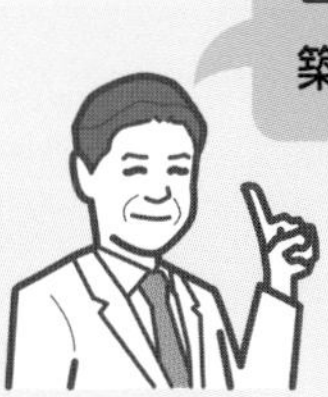

コラム

ゆっくり介助する

ある施設で、実際の介助の様子を録画して、介助技術について映像で勉強会をしていました。

1人の職員が、自分の介助の映像を「映像が早送りで再生されてしまう」と言いながら何度も再生して首をかしげていました。もちろん、映像は早送りにはなっていません。

その職員は、映像の中の自分の介助が想像以上に速く見えたようなのです。介助者が自分のスピード感覚で介助をしてしまうと、介助をされる利用者さんの体は〝なされるがまま〟でいるしかありません。

その人の能力を生かした介助をするなら、〝**利用者さんが自分で動いているスピードを想像して介助する**〟ことです。利用者さんのスピードで介助が進むとき、表情もやわらぎ、言葉も出しやすくなります。

ゆっくり介助する、たかだか数秒の違いです。されどこの数秒によって、早送り映像のような介助になるか、表情や動きがわかる印象的なドラマになるか、大きく変わります。

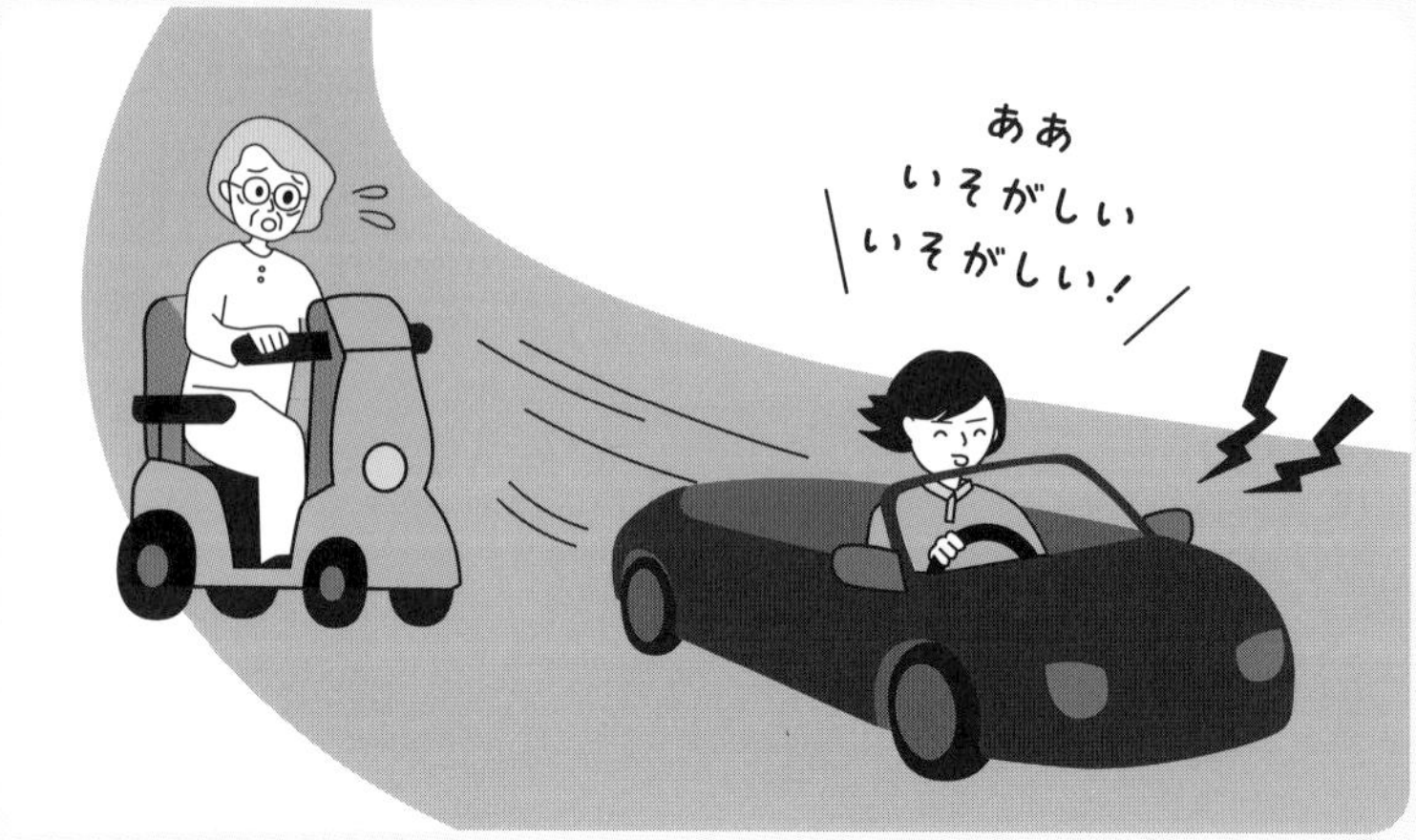

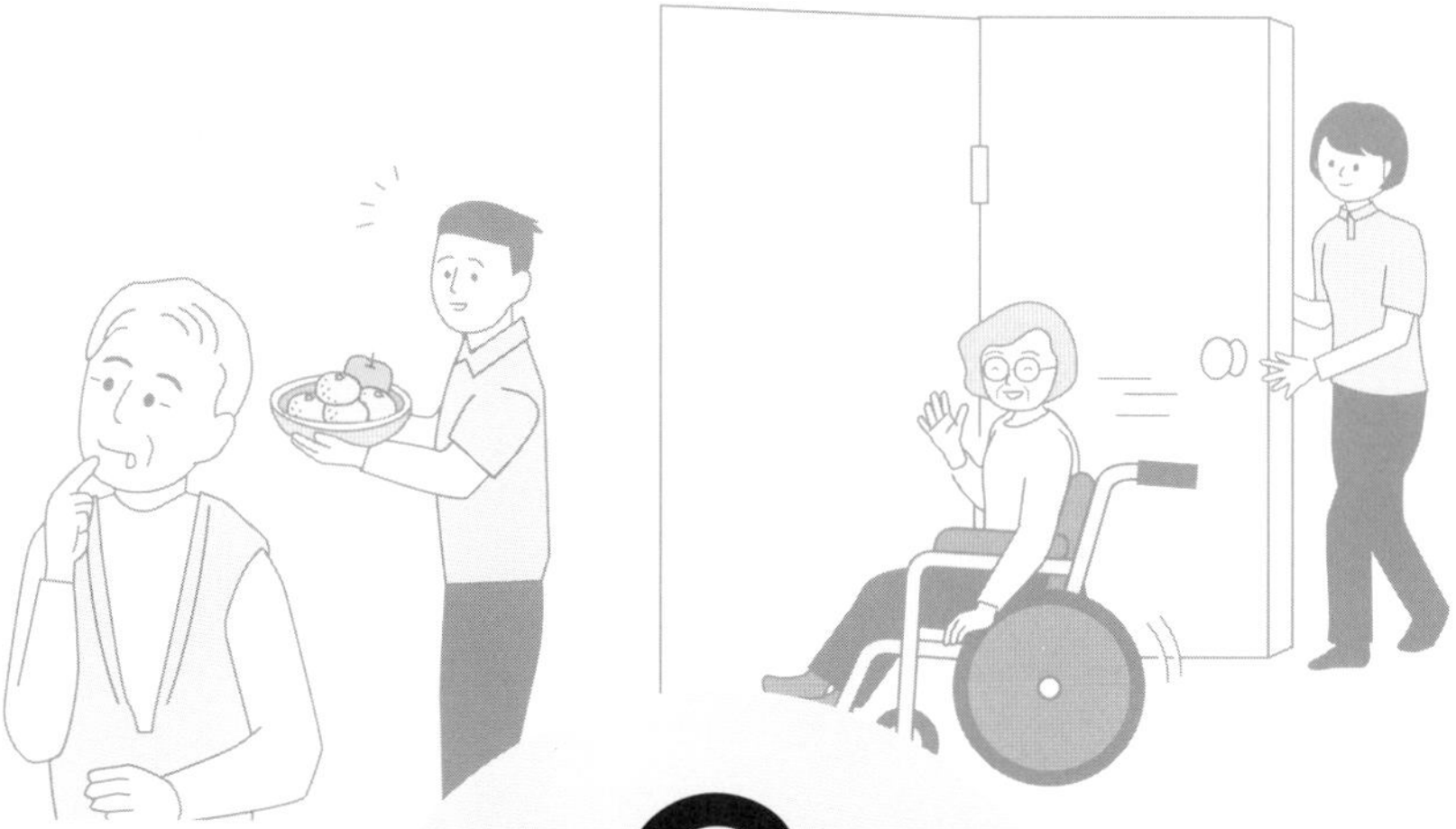

第2章

利用者さんの“ありのまま”を理解するヒント

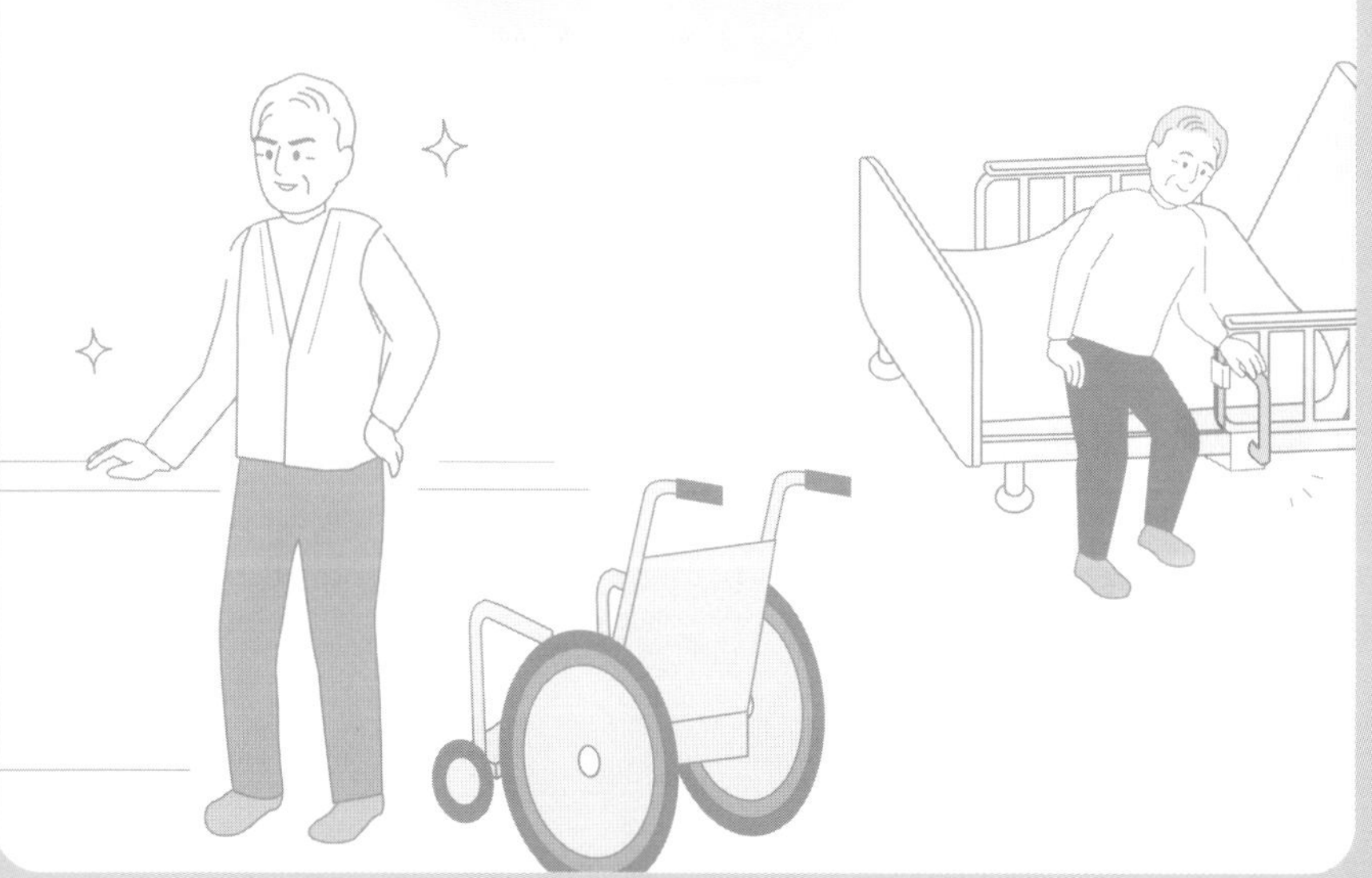

第2章 利用者さんの“ありのまま”を理解するヒント

この章では

①利用者さんのできることを
知るためのヒント

②見落としがちな利用者さんの
本来の姿を見るポイント

を紹介します。

利用者さんは何ができて、何ができないのか。
本来の姿をどこまで知っていますか？

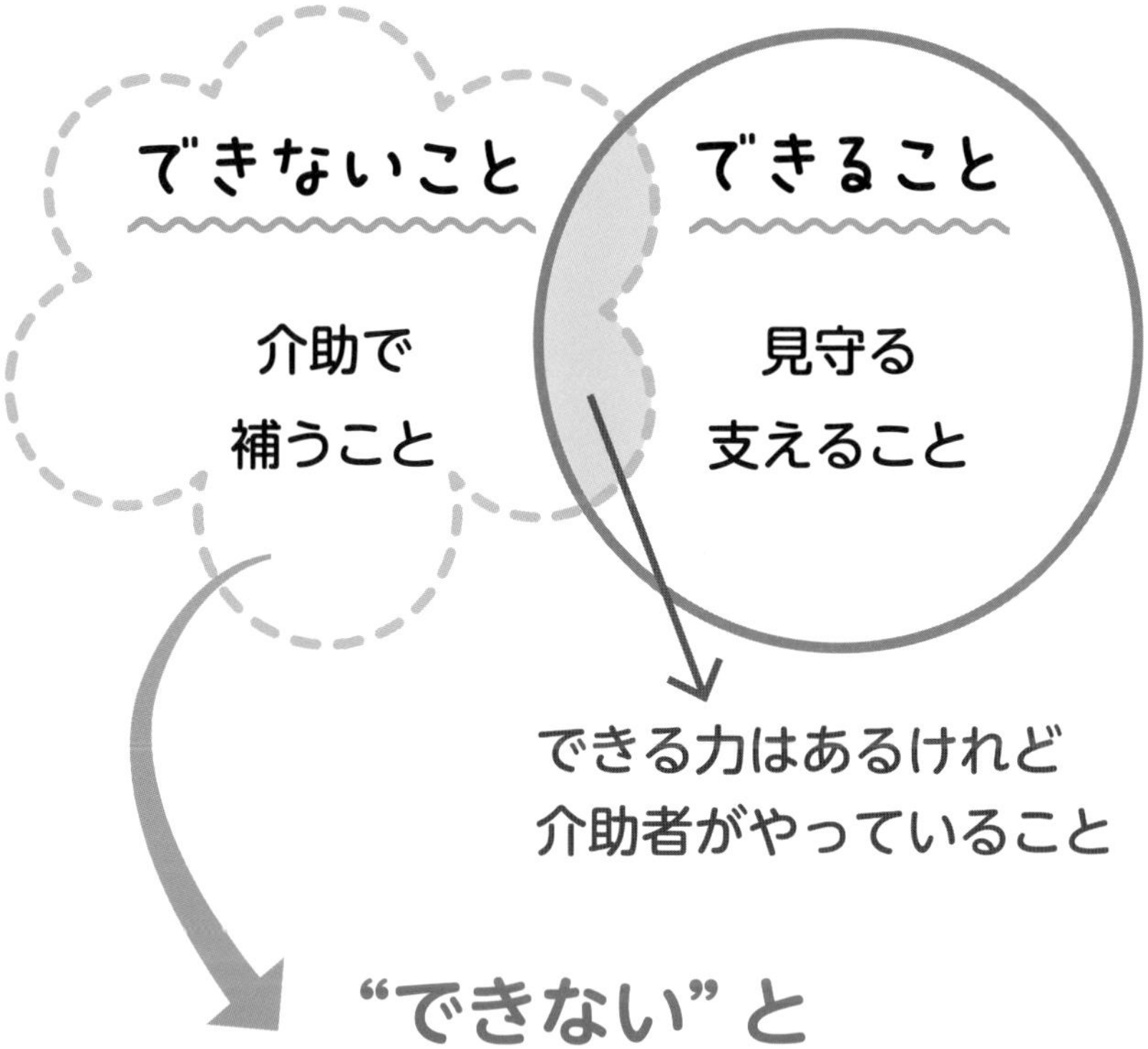
できないこと
介助で
補うこと
できること
見守る
支えること
できる力はあるけれど
介助者がやっていること

“できない”と
介助者が思っているだけで、
本当はできることも
たくさんあるかもしれない！

きちんと知ることから
始めてみましょう

NEXT

過剰《かじょう》なケアをし過ぎない
必要なケアはきっちり介助する
そのためには、利用者さんを知ることが必要です。

利用者さんの持っている力の中には、
本人ですら意識せずに発揮《はっき》している
ものもあります。

ふだんは立ち上がるのがやっとの利用者さんも
キッチンではすーっと立ち上がり
料理をする、なんてこともあります。

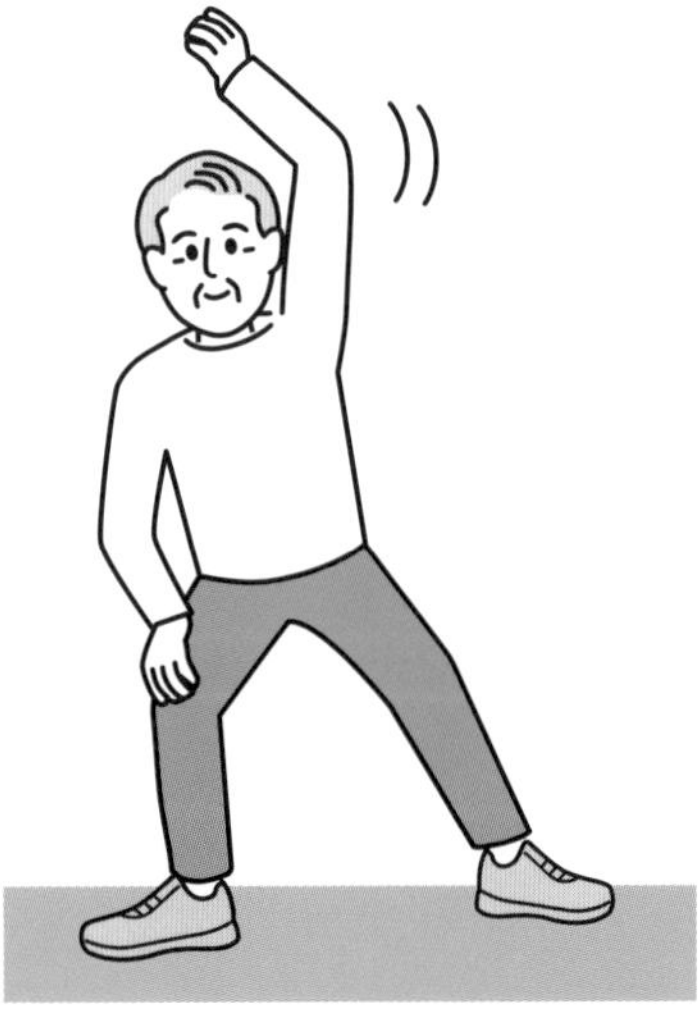

逆に、介助者が〝できない〟と
間違った決めつけをすることもあります。

そうなると、利用者さんが
本当はできることも
介助で奪《うば》ってしまう可能性もあります。

ここからは、利用者さんの能力を
より詳《くわ》しく知るための
14のヒントを見ていきましょう。

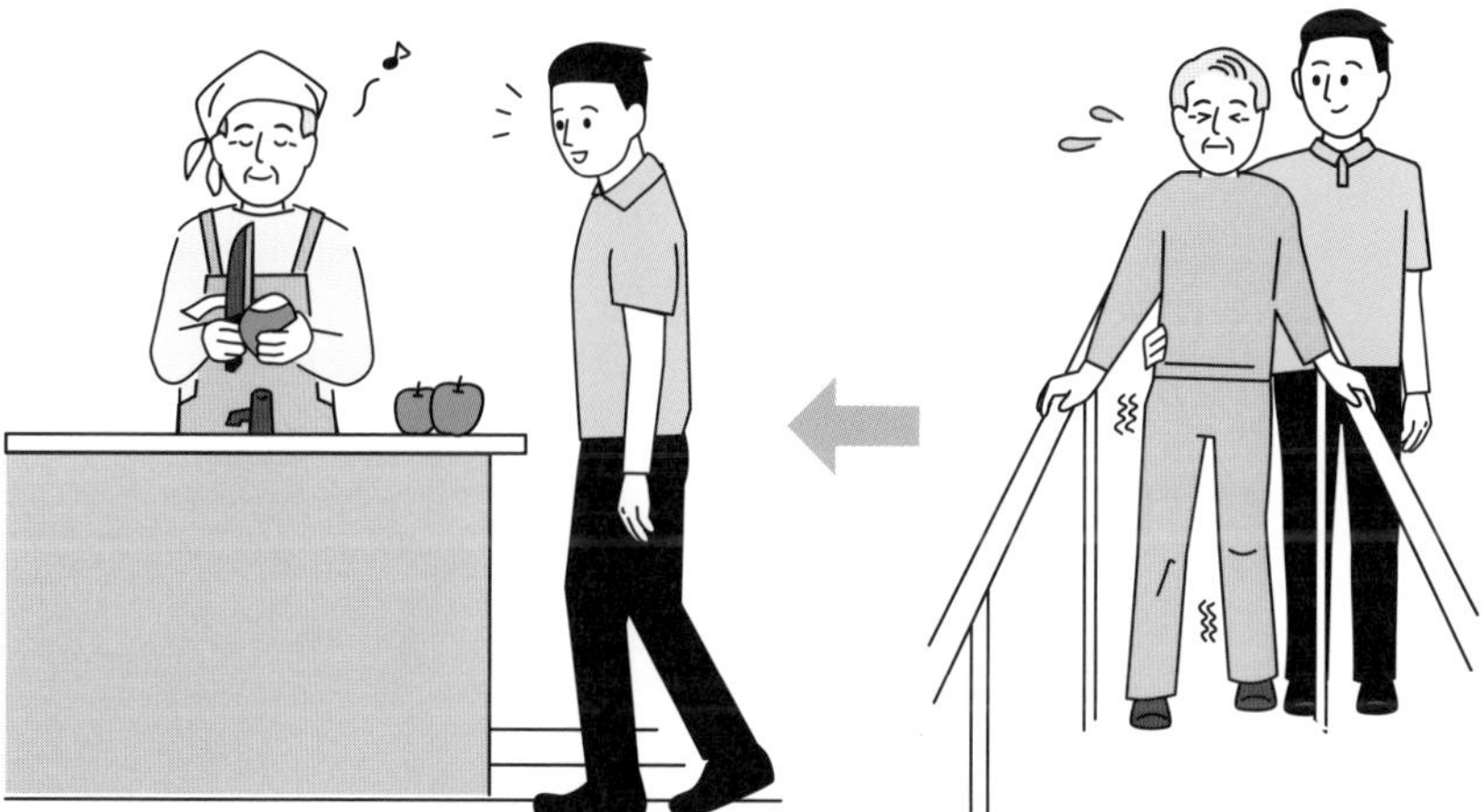

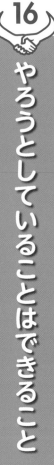

16 やろうとしていることはできること

車椅子の利用者さんが立ち上がろうとしている、
なんだかふらふらとしておぼつかなく見える。

それはもしかするとその利用者さんを十分に信用しきれていないから
そう見えてしまっているのかもしれません。

立ち上がった利用者さんが転倒するかどうか、
はっきり言ってそれは誰にもわかりません。

しかし、1つわかることは、やろうとしている先には
それができている姿まで本人はイメージしているということです。

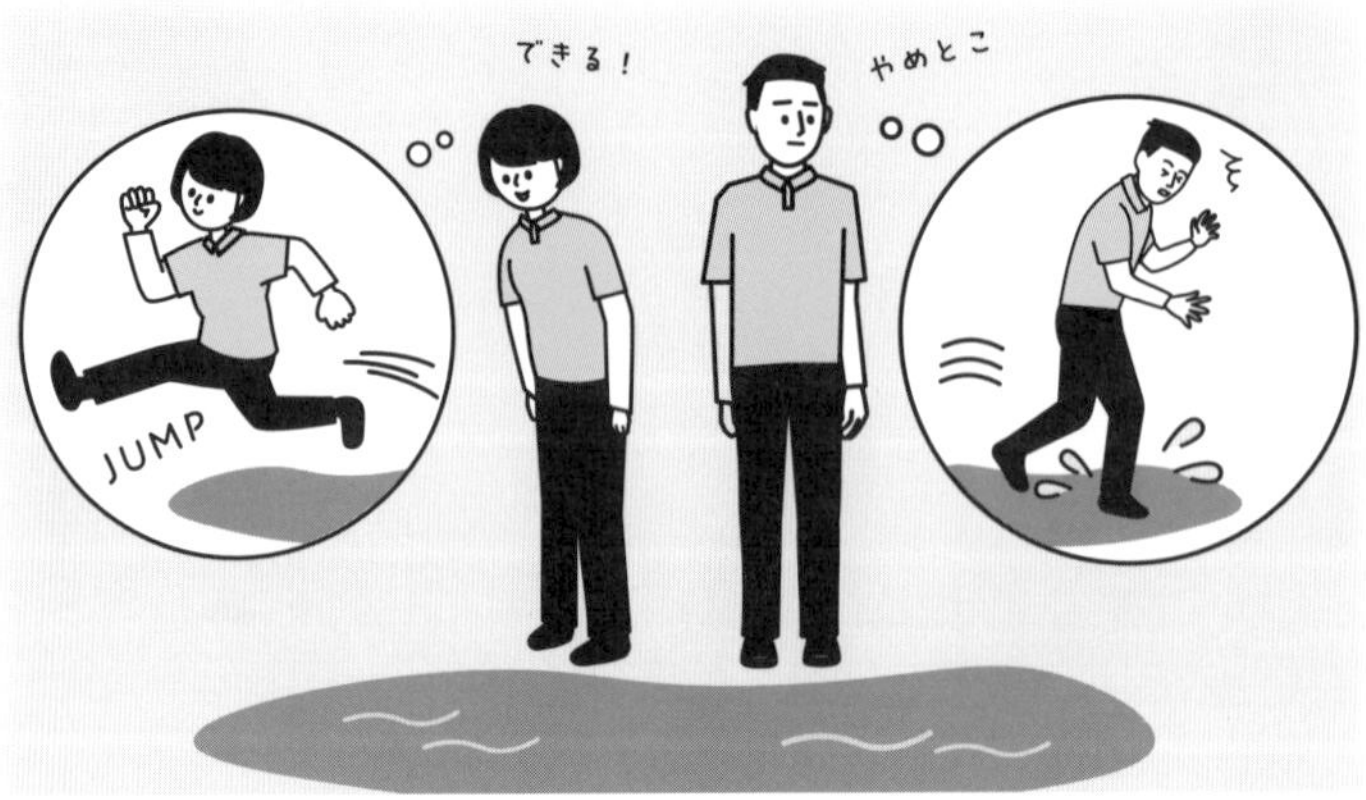

エピソード

やろうとしていることを止めていないか

車椅子の利用者さんが急に（本人にしてみたら急にではないのですが）、立ち上がろうとしているような場面があったとします。

職員は利用者さんに慌《あわ》てて駆け寄り、「どうされましたか？　動くときには職員を呼んでくださいね」と声をかけます。しかし、本人にしてみれば、立ち上がれると思って立ち上がっています。少なくとも危険なことをしたつもりはありません。

やろうとした動作を止められると、利用者さんは好きな動きができないというストレスを感じます。

このように、施設では、職員と利用者さんとの間の小さなトラブルになることが稀《まれ》にあります。

ケアを知るヒント

成功のイメージをもてるもの

たとえば、水たまりを飛び越えようとする人は、飛び越えた自分をイメージできているでしょうし、飛び越えずにいる人は、飛び越えた自分をイメージできなかったと考えられます。

つまり、**何かやろうとし始めている人を見たときには、少なくとも本人はできると思ってやっている**ことだけは認めてさしあげるべきです。

車椅子から立ち上がろうとする方への「危ない！」は本人を守る〝危ない〟なのか、転ばれたら困るという自分を守る〝危ない〟なのか。どちらの認識だったのかを振り返ってみることも大切です。

利用者さんがやろうとしていることはできること、を心に留《と》めておくと、それが見守る介護を後押ししてくれるはずです。

何かやろうとした時には、体はすでに動き始めています。介助者は時に、そっと見守る勇気をもつ必要があります。

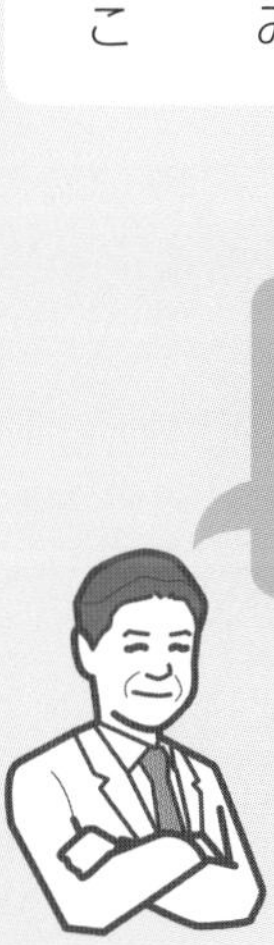

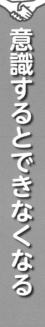

17 意識するとできなくなる

朝起きて、トイレに行く、顔を洗い、歯磨きして、着替える。
1つ1つの動作は体の動きをなど意識せずに行っています。

逆に、日常の動作は意識した途端《とたん》に
うまくできなくなることがありませんか？

運動会の行進《こうしん》で手足が揃《そろ》ってしまう、
覚えたはずのダンスが人前では動きがバラバラになるなど、
誰しも似たような経験をしているのではないでしょうか。

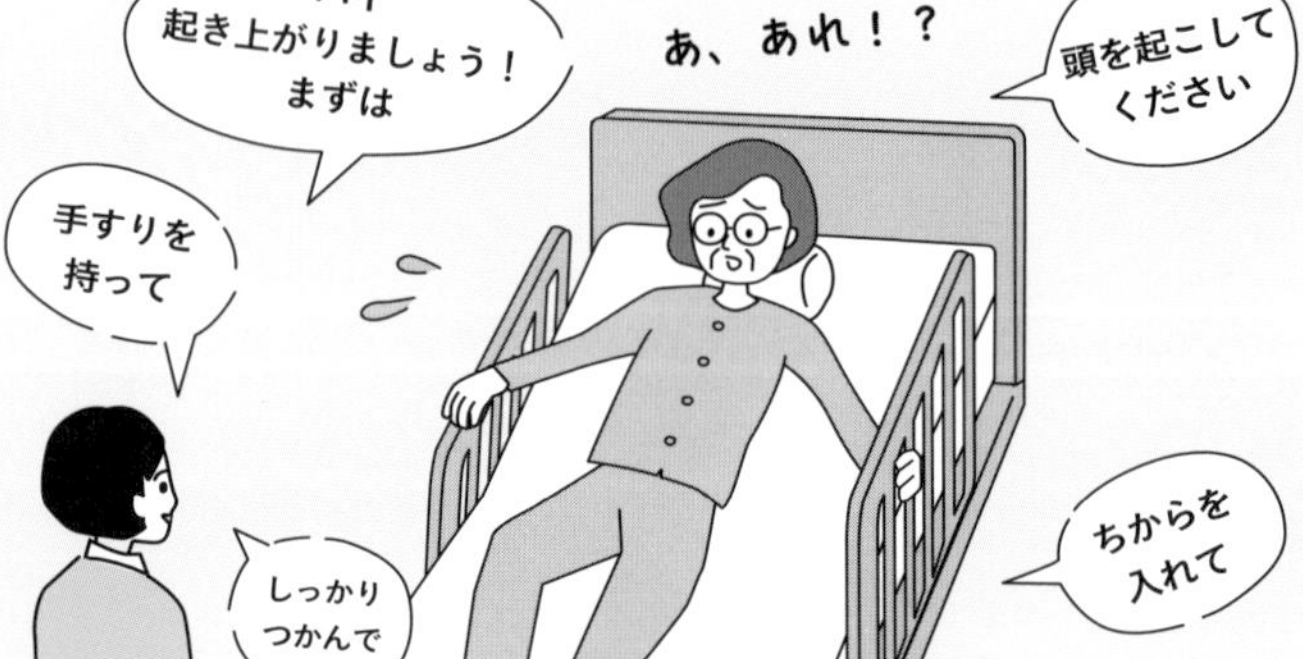
ハイ
起き上がりましょう！
まずは
あ、あれ！？
頭を起こして
ください
手すりを
持って
しっかり
つかんで
ちからを
入れて

ケアを知るヒント

声のかけ方が意識をつくる

人前で緊張《きんちょう》しているとき、普段とは違う環境で何かを行うときなどの、あらたまった状況、つまり意識的に動作を行うことが求められる場面では、ちょっとした動作もうまく体が動いてくれなくなることがあります。

　利用者さんをベッドから起こす介助を考えると、介助者はつい、「手すりの〝ここ〟握ってください」「〝○○〟に力を入れてください」と、細かい指示をしてしまいがちです。

　しかし、**慣れた動作も意識をしながら行うと、うまく体が動いてくれないこともある**わけですから、声かけの仕方には注意する必要があります。

介護のコツ

意識させずに意識させるには

日常で繰り返される多くの動作は手続き記憶といって、体がその動きを記憶しているため、いちいち意識せずに動作を行うことができます。

　そこで介助するときのポイントとして、まずは、**「どうぞ起き上がってください」と、体の動きを意識させないような声かけ**から始めます。

　指示が必要な場合は、あれもこれもと言いたくなる気持ちをグッとおさえて、**なるべく1つのことに絞って伝えるのがよいです。**

　特に認知症の方では、次々と指示をされても脳が処理しきれずに、かえって混乱してしまいます。あれこれと指示してしまったことで、意識しすぎてしまい、本当はできるはずの動作がうまくいかずに「できない」「できなくなった」と感じてしまうことがあります。

意識するとできなくなることを理解したうえで、体の動きを意識させるような声かけあえてをしないのがポイントです。

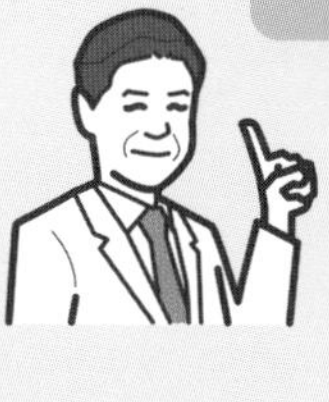

18

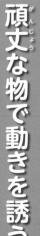

頑丈《がんじょう》な物で動きを誘う

見た目の頑丈《がんじょう》さがあるとき、
体が無意識に安心を感じることがあります。

そして寄りかかるなど、自分の体重を物に預《あず》けたとき、
その物から体に伝わる感触《かんしょく》によって安心を確信します。

介護とは、本人が安心してその動作に身をゆだねることのできる
環境づくりと言い換えてもよいでしょう。

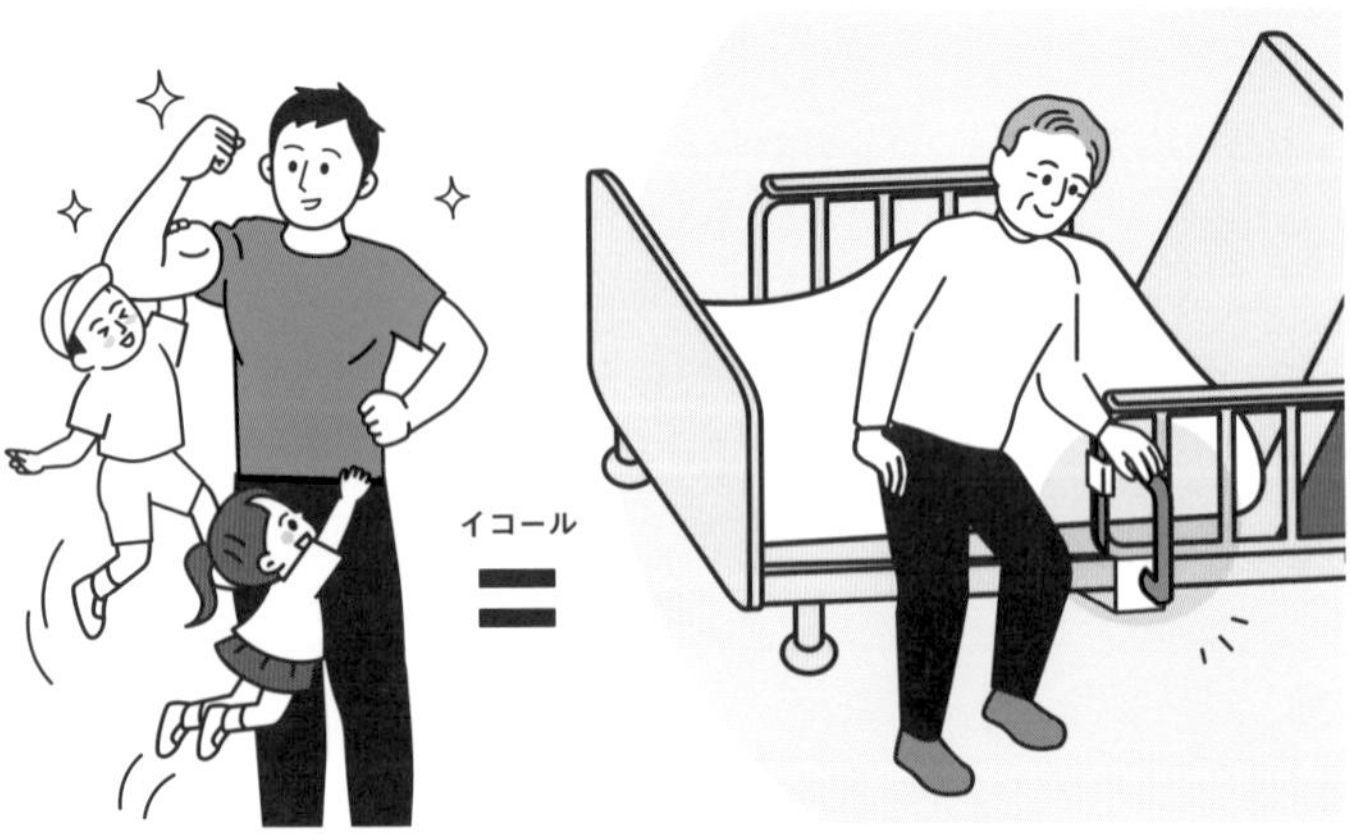

くわしくみてみる

無意識な〝頼りなさ〟

　東京スカイツリーの展望台には、ガラス床になっている所があります。そこに立つと、自然と身がすくみます。

　強化ガラスを何枚も重ねて、上を歩いても壊れないと頭でわかっていても、体は無意識に固まってしまいます。なぜなら、ガラス製品は、壊れやすい、ワレモノというイメージがあるからです。

　つまり、見た目から無意識のうちに〝頼りなさ〟を感じているのです。

　そして、**安心できないという状況では体は動いてくれません。**実は、介護においても似たような原理で利用者さんの体の動きを止めてしまうことがあります。

ケアを知るヒント

目で見てわかる頼もしさ

　本当はできるはずの動作にも介助を必要としてしまっている方の中には、動くことへの不安がある場合もあります。

　たとえば、車椅子からベッドに乗り移る際に、思い切ってお尻を持ちあげることができない方がいたとします。つかまる物をベッド手すりから、L字バーという頑丈な持ち手に変更するだけで、スムーズにお尻が持ちあがりベッドへの乗り移りが楽になるのです。

　目の前にあるL字バーにそっと手を伸ばし、頑丈だと感じた時にはすでに自然とお尻は持ち上がろうとしています。

頭で考えるより、体が先に反応するのは、見た目の頑丈さを感じたときには、体が先へ先へと動き出してくれるからです。

見た目の頑丈さは動作のきっかけになります。そして、触ったときの頑丈さは安心感につながります。

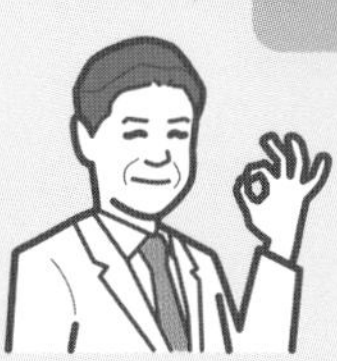

19 動作は目の動きから

もの音がする、何だろうと目を向けると、窓の外に人がいる、誰だろうと立ち上がって見ると、近所の人が訪《たず》ねてきたことがわかる。私たちの動作のはじまりは目の動きです。

認知機能を維持するためには、誰かが外から刺激をするよりも、自分から刺激を取りに行くことを大切にするとよいでしょう。そのために、まずは目をよく動かすことです。

見る、つまり目の動きによって周囲とつながり、それは体の動きにまで広がります。

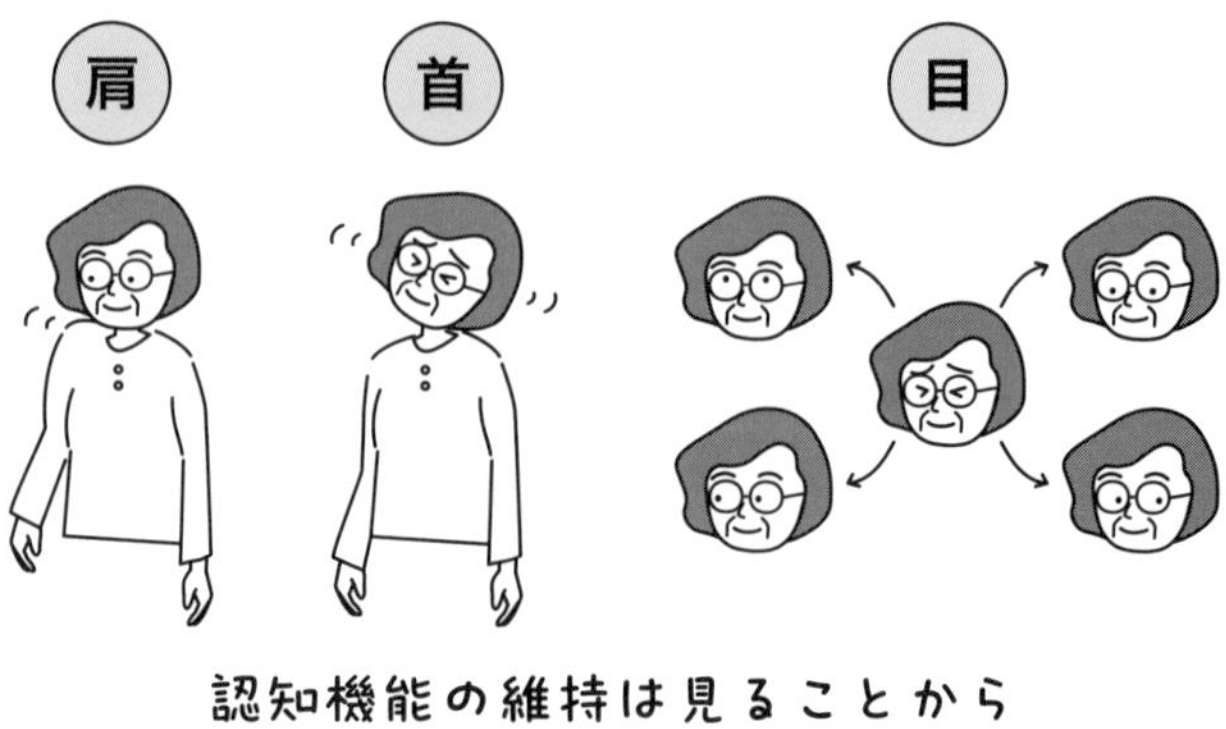

認知機能の維持は見ることから

ケアを知るヒント

意識は目から動き出す

高齢者の認知機能の衰《おとろ》えを予見《よけん》するサインは、周囲に関心が向かなくなることです。

関心が向くための体の動きとして、**まず大切なのは目の動きです。**

私たちは、ものごとに関心を示し、見て、動くことによって、さまざまな刺激を体に取り入れ、その結果、認知機能は適度《てきど》に維持されているのでしょう。

目が動かなければ、どんな動作も非常に難しくなります。目をいっさい動かさずに首を動かそうとするだけでもかなり難しいです。逆に首を無理に動かそうとしなくても、目を動かせば首も自然と動きます。ぜひ試してみてください。

介護のコツ

目を動かすメリット

眼球は6つの筋肉でさまざまな方向に動いています。簡単にできる目の体操としては、ゆっくりと左右、上下に動かし、最後にぐるっと回すものがあり、十分なエクササイズになります。

そして、目を動かしてから首の体操をすれば、首の動きや、肩の動きがやりやすくなります。目の体操、首の体操、肩の体操と順番にしていくとよいでしょう。

目の筋肉を動かすための神経は脳から出ているため、目を動かせば脳を刺激して覚醒《かくせい》します。すると、さらに周囲に関心を向けやすくなるという好循環《こうじゅんかん》が期待できます。

体操を嫌がる方でも、「**目の運動だけでもどうですか?**」とお誘いしてみると気軽に取り組みやすくなります。

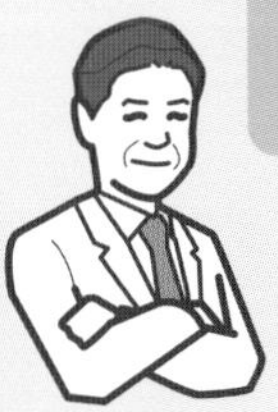

いま実際に目を動かしてくださった方、意識がこの本に向いてくださっていることがとてもよくわかります。利用者さんの目の動きから、関心を想像することもできるでしょう。

20 自分の体が今できることを知る

赤ちゃんがつかまり立ちから歩けるようなった瞬間から、
その体は歩ける体として上書《うわが》きされ生涯《しょうがい》の動作となります。

階段を登る、走る、スキップするなど
高い次元の体が次々と上書きされていきます。

介護予防も同じです。
毎日当たり前の生活を繰り返して
体の情報を常に最新に上書き保存していきましょう。

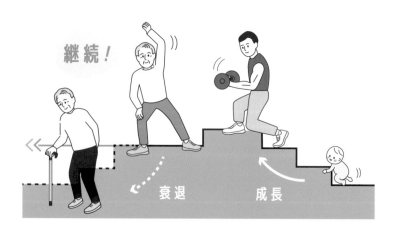

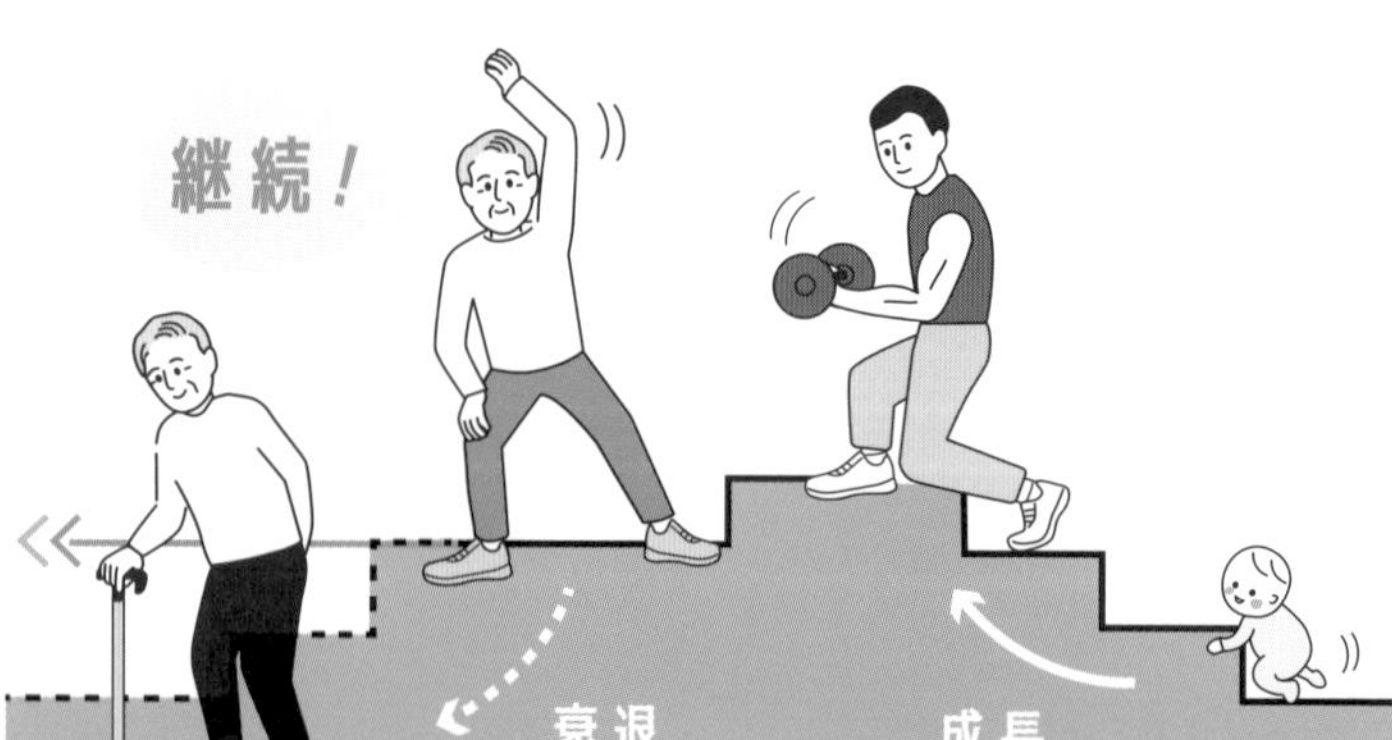

くわしくみてみる

体を上書き保存しないとどうなる？

私たちは体の機能の上書きを繰り返し、できることを増やして生活してきました。

スポーツ選手のような卓越《たくえつ》した運動神経はこの上書きの延長線上にあるといえます。世界的なアスリートでさえ、毎日練習しなければその技は維持されません。

高齢者がたったの数日寝込むだけで、多くの動作が難しくなるのも同じことです。

体が上書きされず、**古いバージョンのままのイメージで動作をしようとするからうまく動けなくなるのです。**

まずは、自分の現在地《げんざいち》を認識《にんしき》していくことから始めてみましょう。

ケアを知るヒント

変わらないことも、大事な上書き保存

大人になれば、新しくできることが上書きされることはなくなっていきます。

その代わり、衰《おとろ》えた体でも毎日の動作をなんとか自分でやっていくことで、できていることは体に上書きされます。それも、介護予防です。

昨日と同じ日常動作でも、続けていないと動けなくなってしまうかも、と気づけることが大切です。

そして、**できることを上書き保存するために大切なのは、毎日少しでも動いてみることなのです。**

何も予定がない日でも少し体を起こして過ごしてみる。ちょっと散歩に出かけてみる。

そんな些細《ささい》な日常で、自分の体は自然と動ける体を維持してくれます。

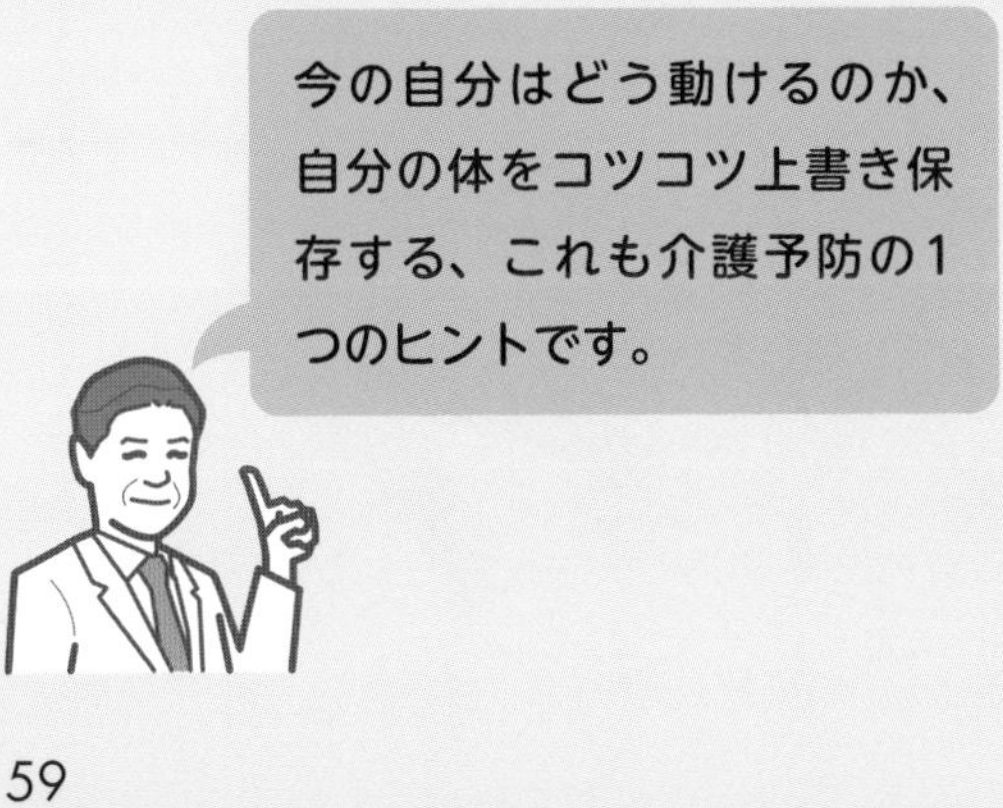
今の自分はどう動けるのか、自分の体をコツコツ上書き保存する、これも介護予防の1つのヒントです。

21

無意識のサインに気づく

“無性《むしょう》に○○が食べたい、○○を飲みたい、○○をしたい”
ふとした瞬間に自分の体から送られるサインがあります。
実は、そのサインには無意識のメッセージが
込められていることがあります。
自分の体と向き合えるのは自分だけですから、
送られたサインに気づくことが大切なのだと思います。

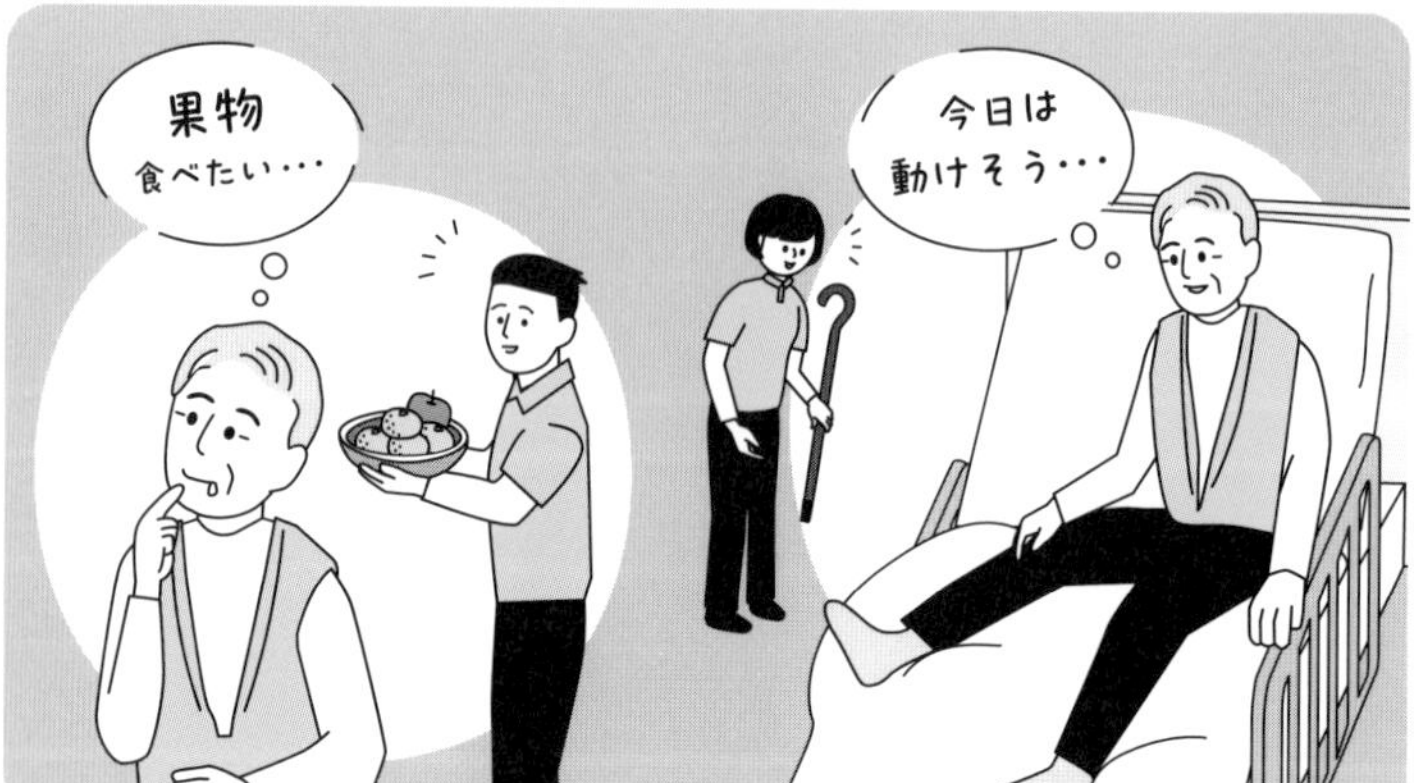

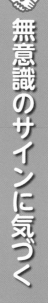

エピソード

食べたいものにあるサイン

風邪のひきはじめには果物を食べたくなるといわれます。個人差はありますが、「風邪をひいたかな。果物を食べておこう」ではなく、実際は無意識に体のほうが先に果物を欲している状態があって、それが〝風邪のひきはじめの合図〟なのではないかと思うのです。

果物だけではなく、いつもの生活の中でなぜか無性に食べたくなるものが現れるのは、**健康のために自分の体がさまざまなサインを送ってくれている**からなのではないでしょうか。

ふとした時に、しょっぱいものが食べたくなるのも、体が塩分を求めるサインです。

介護のコツ

サインへの配慮は相手への配慮

病院や施設で安全のためのお願いを守れずに利用者さんがひとりで動いてしまい、職員とトラブルになる場合があります。

自分が動いて危なっかしいのは、その体の所有者である本人がわかっています。そこに、**ちょっとくらい動けるよとサインが送られているのではないでしょうか。**

〝無性《むしょう》に〇〇したい、〇〇が食べたい〟は、周りの方には簡単に伝わらないこともあるでしょう。

ですから、周りの方が本人に対してとるべき対応は、「動けますよね」「できますよね」「ちゃんとわかっていますよ」と、いったん本人の行動を認めることです。

利用者さんが動けると感じている。そのサインを受けとり、否定をしないことから始めてみましょう。

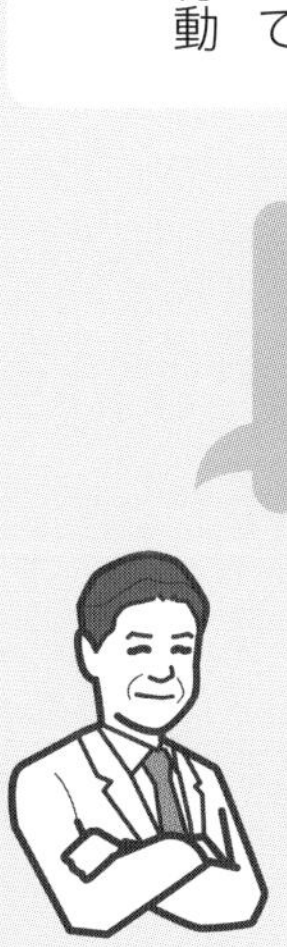

22 できないことと、やらないこと

経験がない動作や、しばらくの間やっていなかった動作は
利用者さんも周囲の方もできないものとして、
思い込んでしまう可能性があるようです。

できること以外は、本当にすべてできないことなのでしょうか。

できないと思われていることの中に、
やらなくなっていることはありませんか。

できないのではなく、
やらないだけのこともあるのかもしれません。

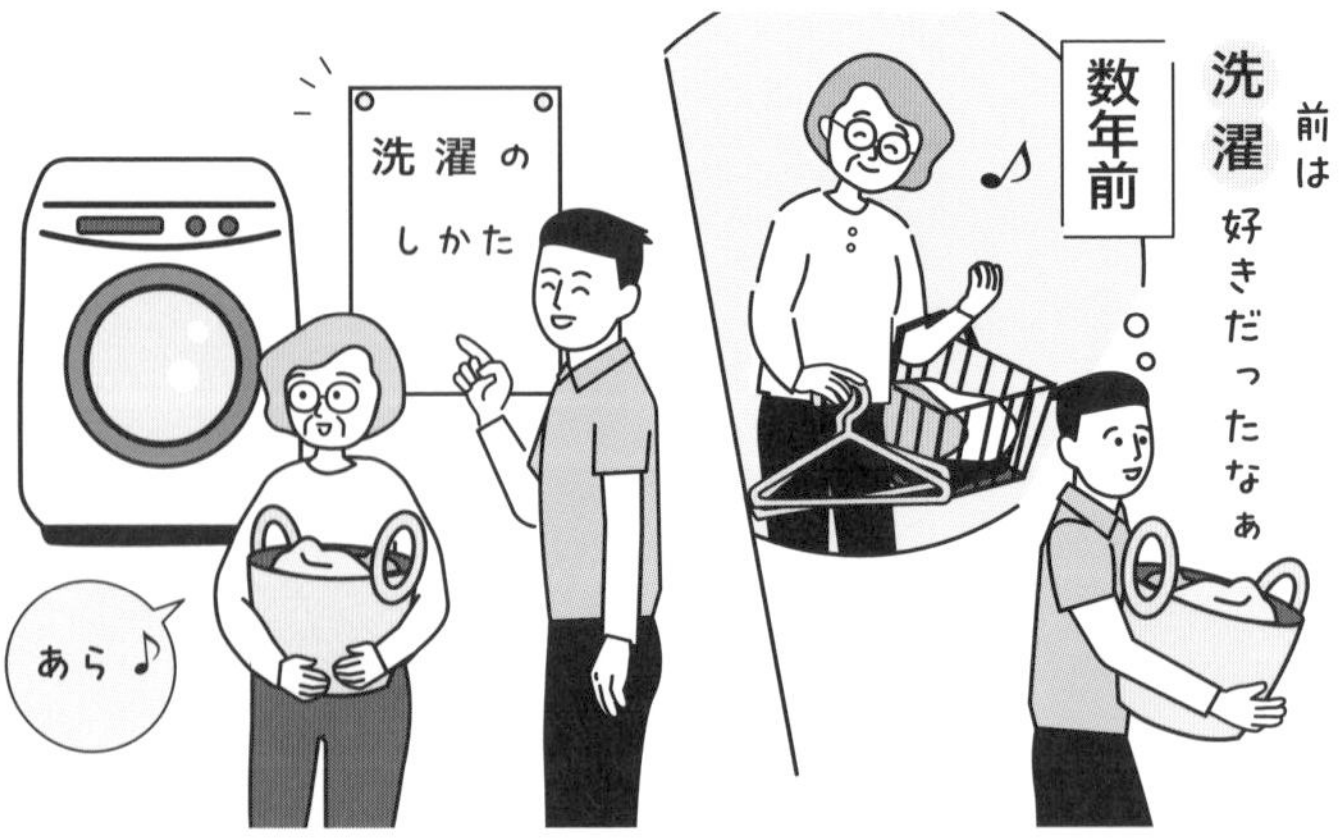

ケアを知るヒント

できるのに やっていないことを探す

私たちがさまざまな動作や活動をできるようになり、今の生活が送られているのは、ただ単純にその動作や活動をやってきた（経験してきた）からです。逆に、やっていないことが、できるようになる可能性は、ほとんどゼロです。

自立支援介護という言葉がありますが、筋力をつける、体力をつける、バランスを養《やしな》うことで、何らかの動作が自立に向かうものではありません。

できることはする、やらなくなっていることはやるようにする、それが大切です。

本当にできないことは、できないままでもよいのです。

介護のコツ

周囲がさせていないこと？

介助が必要な動作、それは本人が〝できない〟動作として受け取られやすいと思います。

そこでいったん、その動作はできないのか、それともやらないのか、と考えてみるのはいかがでしょう。

本人も家族も〝できない〟と認識していると、介助の手が先に伸びてしまいます。

あるいは、危ないから、時間がかかるからといって、介助者や家族が〝させなくなった〟こともあるかもしれません。

介助が必要になるとは、決して本人だけの責任ではありません。

介助者が取りあげてしまった動作を本人に返してあげるには、まずは〝さあどうぞ〟のひと言から始めてみるとよいと思います。

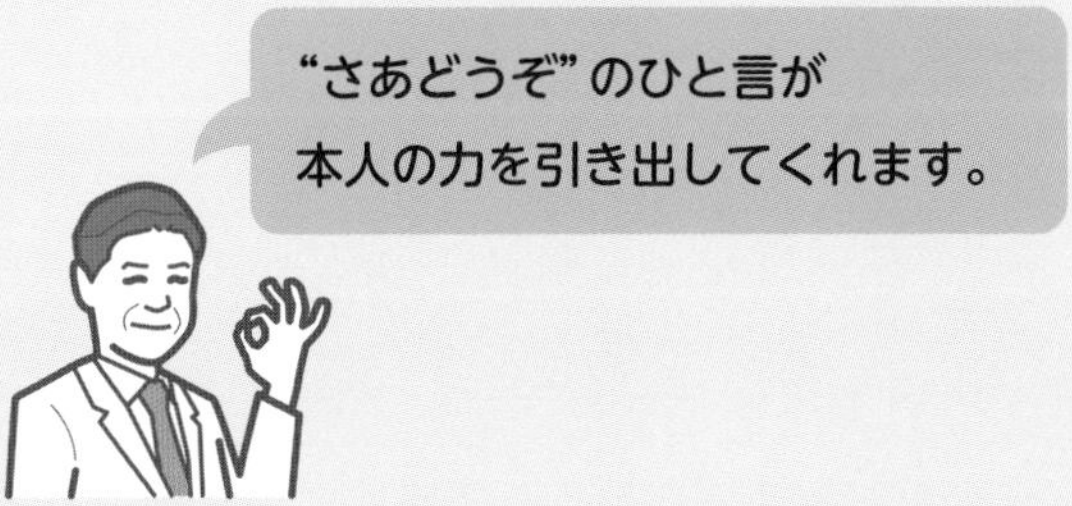
“さあどうぞ”のひと言が
本人の力を引き出してくれます。

23

慣れは変化を嫌う

寒い冬の朝は、心地《ここち》よい布団《ふとん》から出たくなくなります。
温泉につかっていると、お湯から出たくなくなります。
つまり体は、ある状態に慣れてしまうと、
変化を嫌う、変化がストレスになるものなのです。

私たちの体は動かないでいると、
動くのが億劫《おっくう》になるという性質があるようです。

ふだんから横になって過ごしている方は、
実は動けないのではなく、
動かないでいることに慣れてしまった方なのかもしれません。

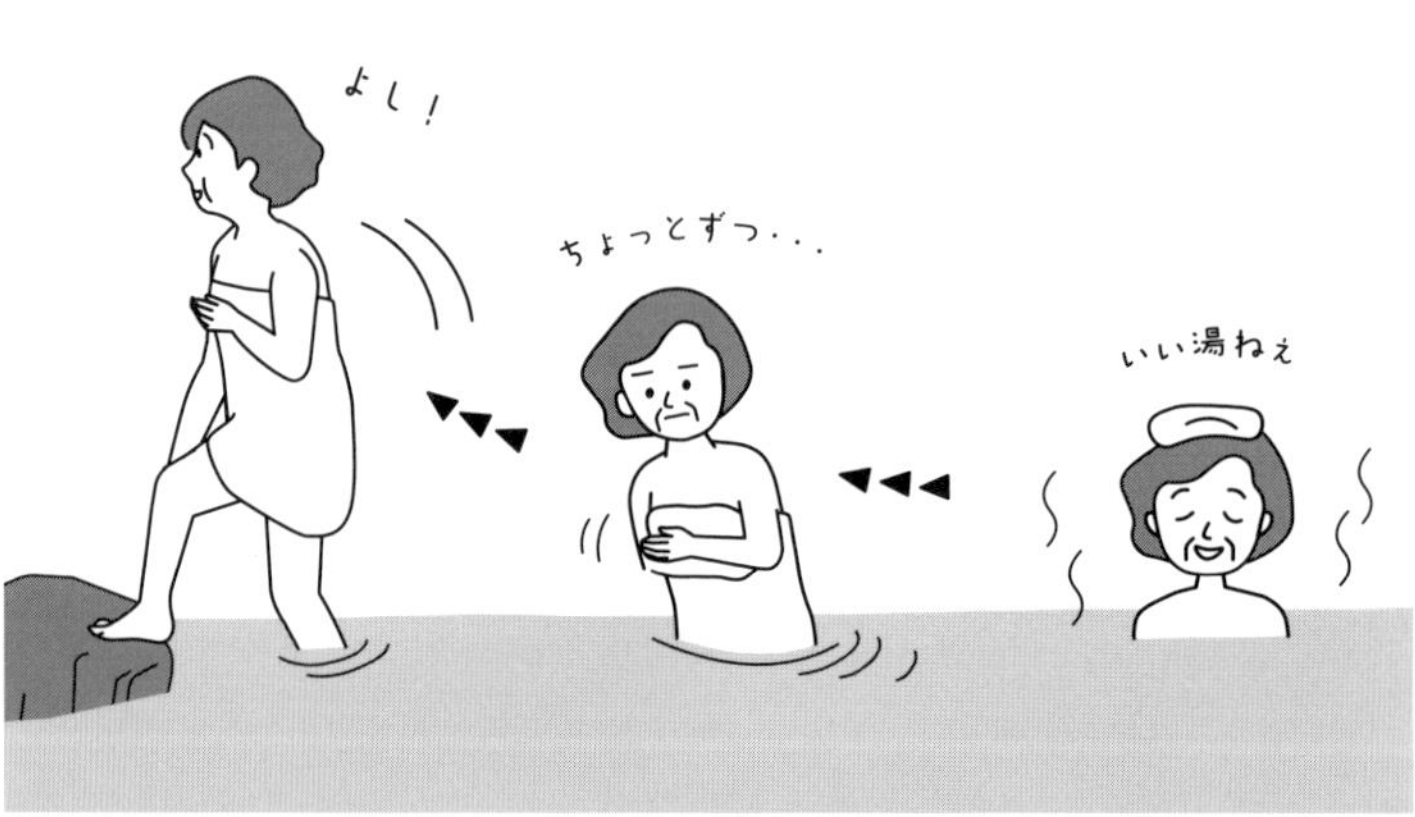

ケアを知るヒント

動かないことに慣れてしまう

どうすれば利用者さんに動いていただけるようになるのでしょうか。そのヒントは、暖かい布団の未練を断《た》って起き上がるときや、温泉で湯船から出るときに、みなさんがどうしているかにあります。

もちろん一気に起きてしまう、一気に湯船から上がってしまうという方もいると思いますが、特に高齢者の場合そうはいきません。

少し動いて体を慣らし、また少し動いては慣らしを積み上げて、起き上がる、湯船から出るという目的を達成します。

つまり、**体が受け入れられる変化（動き）を自分で調節しながら行《おこな》っているのです。**

介護のコツ

動くことへの慣れ始め

〝動く〟がストレスになると、なかなか利用者さんから動いてはくれません。そのような方は、本当に動けない方なのでしょうか。

動かないでいることに慣れて、動くことがストレスなのであれば、介助で動かされることもストレスになります。

介助の手を出す前に、**まずは体が受け入れられる分だけ自分から動いてもらいます。**

たとえ介助が必要であったとしても、少し介助で体を動かしてそれに慣れてもらい、また少し体を動かして慣れてもらうを積み上げていくことが大切です。

動けないのは本人のせいだけではありません、動かないことに慣れてしまうという環境は、周りの方々で協力して予防していきましょう。

動かないでいることにはすぐに慣れてしまいます。しかし、動くことに慣れるには、時間がかかります。焦らず、少しずつです。

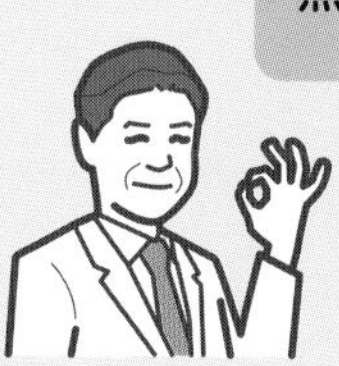

24

利用者さんのもう1つの顔

病院という環境では患者さんは安静に過ごします。手を貸す職員と、それを受け入れる患者さんの関係です。

入院期間が長くなれば、患者さんに対する受け身な印象を固定化《こていか》してしまう恐れがあるように思います。

しかし、退院して自宅で生活するとは、お客様であった状態からご主人様に戻ることなのです。

生活の中の判断や責任において、される側から、もてなす側へと活動のスイッチが逆転《ぎゃくてん》します。

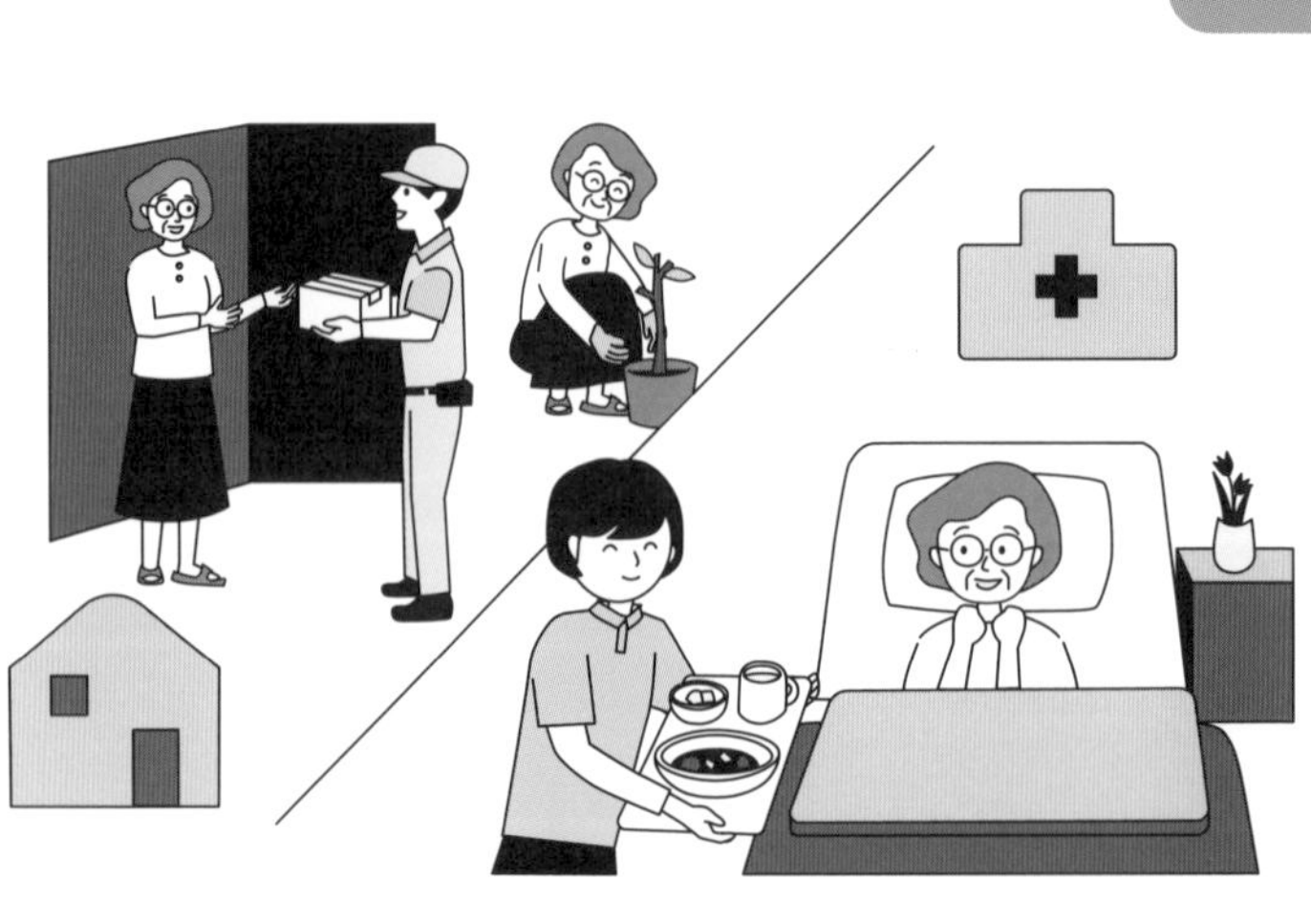

くわしくみてみる

病院では受け身

大きな手術を必要とする病気やケガ、リハビリが必要な病気では、入院期間が長くなる場合もあります。

病気による体調面の影響《えいきょう》で、医師から安静や、運動や動作に関する制限が指示される場合もあります。

病院に入院している患者さんは、人間関係も行動範囲もある程度限られてしまうので、なんとなく受け身の生活になってしまいます。

そうなると、患者さんに関わる周囲の方などは、病院での印象を、そのまま自宅での印象に置き換えて、自宅でも受け身だと捉《とら》えてしまうため注意が必要です。

自宅ではご主人様なのです。

ケアを知るヒント

自宅での姿を想像する

手を貸す関係には安全を確保する職員と、手を借りる患者さんが同時に存在します。そのような関係性のひとつひとつが、**患者さんの生活能力を小さく見積《みつ》もってしまうことにつながりかねません。**

その結果、患者さん自身ができることにも手を貸してしまったり、ほとんど無意識に体のどこかに触れているような場面にも遭遇《そうぐう》します。

患者さんを受け身の生活にさせているのは他でもない、その患者さんに関わる周囲の方々ということになるでしょう（私自身の反省を込めて）。

人は、病気や障害の有無にかかわらず、責任ある場所では、責任ある顔と行動が引き出されます。それこそが、小さい活動性を生み出す原動力になるのです。

職場では職員さん、家庭ではパパやママ。学校では先生。
誰しも、いくつかの顔があり、患者さんの“お家での顔”をイメージしてみることで、介護の見方が大きく変わると思います。

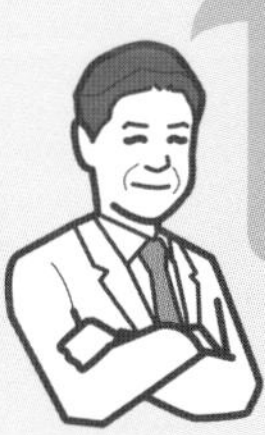

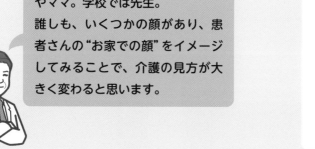

25 つながり不足は不安です

コミュニケーションにおける交信不通《こうしんふつう》の状態は周波数《しゅうはすう》の合わないラジオのように、ノイズとしてしか受け止められなくなってしまうかもしれません。

そんなときは、言葉をなんとか引き出そうとするのではなく、話したいことがあることや、話したい気持ちがあることは伝わっていると認めてさしあげる姿勢が大切です。

つまり、「あなたは決してコミュニケーションのつながり不足ではありません」と利用者さんに安心していただくのです。

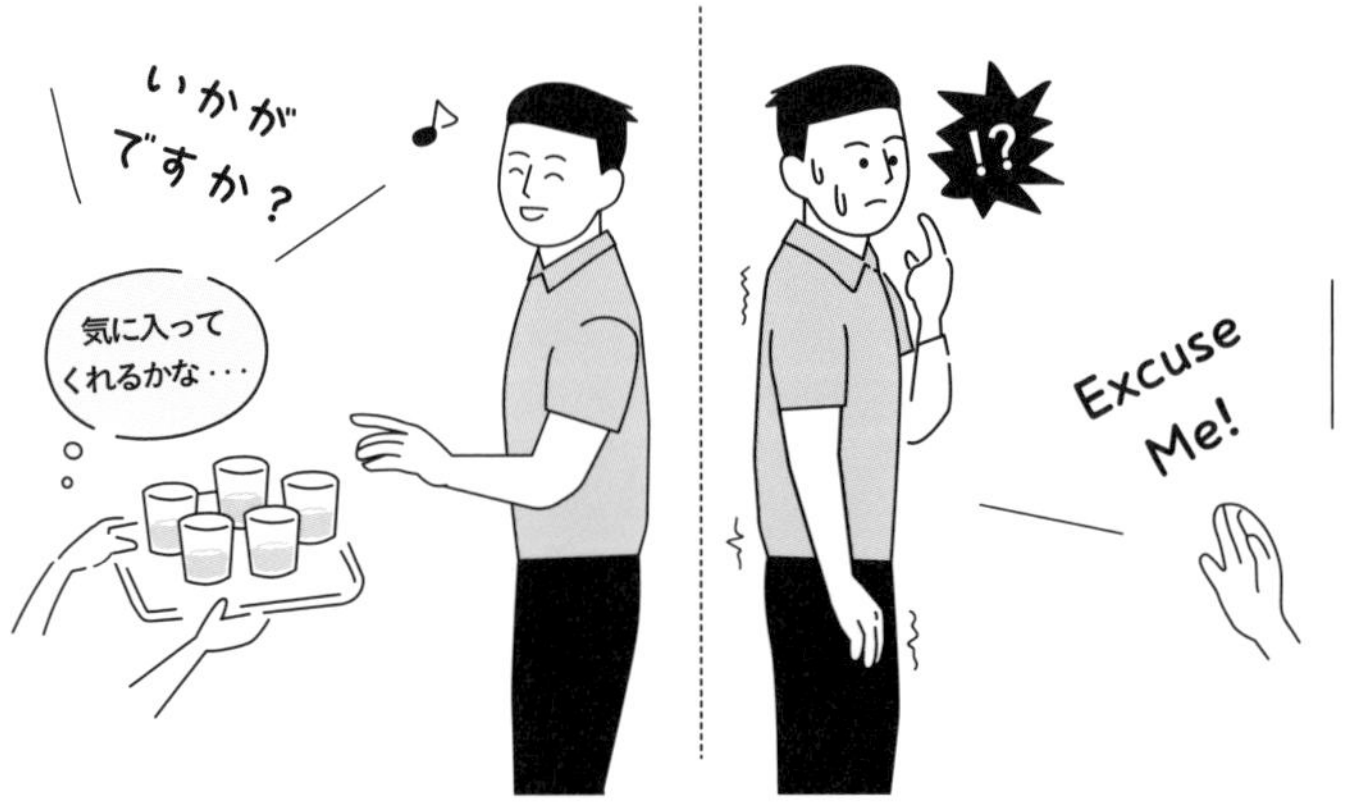

いかがですか？
気に入ってくれるかな・・・
!?
Excuse Me!

エピソード

表情に現れる交信不通のサイン

利用者さんによっては、言葉でうまく自分の意思を表現することができない場合があります。

他者と交信不通、つまり一方的なコミュニケーションは、利用者さんには大きなストレスになります。

体の不自由もあって、その場から逃げ出すことすらできない利用者さんにとって、不安や苦痛はいきなり外国語で話しかけられるようなものです。

言語障害のある方や認知症の方が、**強《こわ》ばった表情や、困り顔をされているとき、他者とのつながりを感じられていないサインなのかもしれません**。それは、ますますその方の言葉や動きを抑《おさ》え込んでしまいます。

介護のコツ

“交信可能”の伝え方と関係づくり

利用者さんの不安を減らし、交信可能ですよ、と伝えるには、「〇〇しませんか?」「〇〇はいかがですか?」など、**問いかけるコミュニケーションが大切です**。

もし、言葉での返答がうまくできなかったとしても、介助者は利用者さんの反応を待つことで、表情の変化や、言葉にしようとする変化を受け止めることができるのです。

その姿勢が、話したいことがある、話したい気持ちがあると、利用者さんに伝えてさしあげる態度となって現れるはずです。

そうなると、言葉だけではなく、表情や態度によっても利用者さんとの交信は可能になります。

コミュニケーションのつながりを実感してもらえる関係づくりを心がけてみましょう。

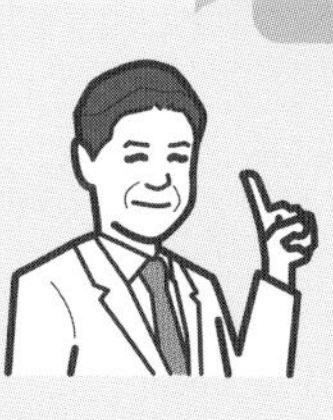

26 〝よそ行き〟が引き出す力

身近な家族や利用者さんの〝よそ行き〟の姿を見たことはありますでしょうか？

日常動作のできない、やらないはさておき、1人の大人として接しているとき、認知症も何もない、その人の本来の姿が現れるのです。

できないを意識せずに動き出すときに、体で覚えた記憶がよみがえるのです。

できないではなく、やらなくなっていたのだと気づき、利用者さんは自信を取り戻します。

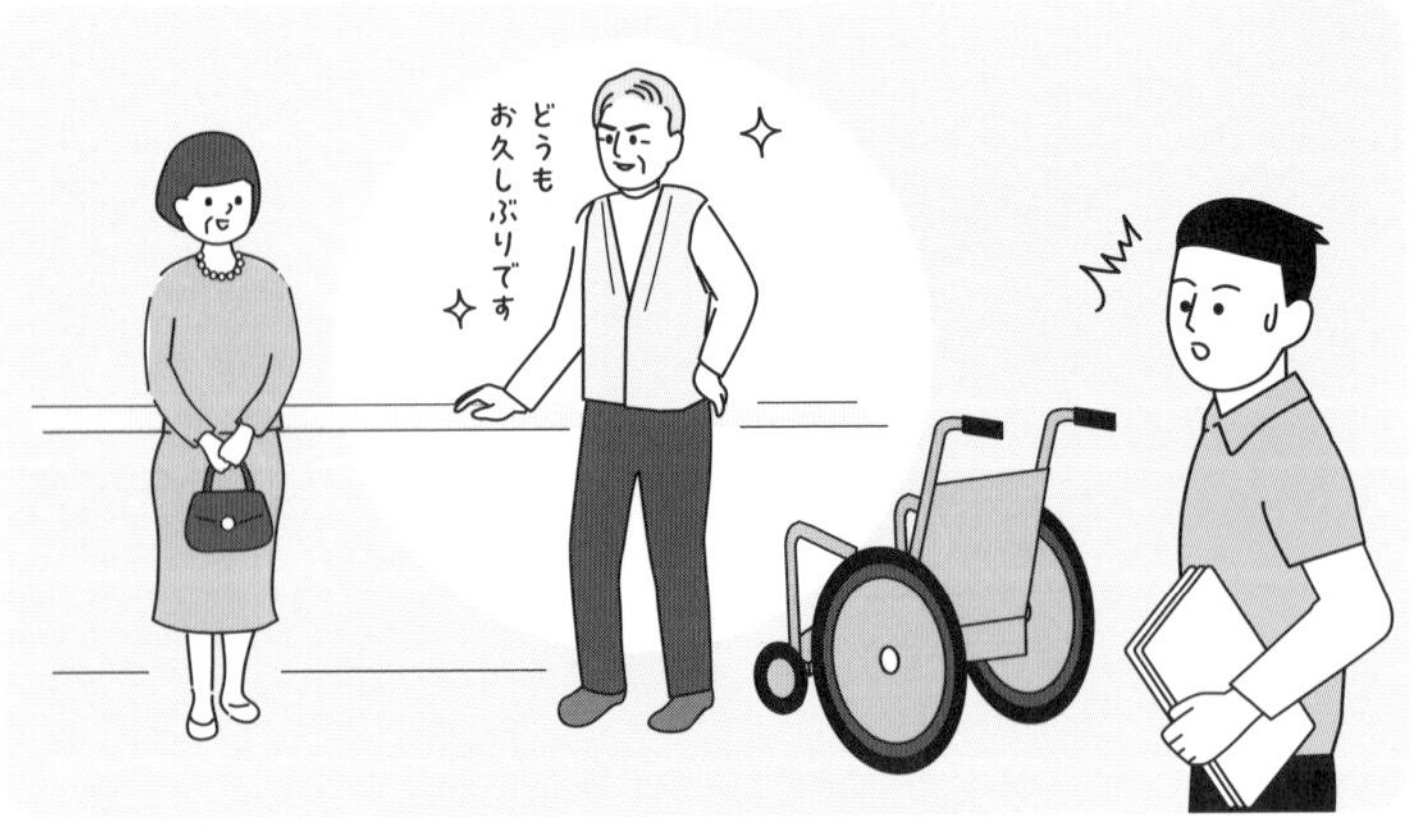

ケアを知るヒント

〝よそ行き〟から気づくこと

利用者さんが見せてくれる〝よそ行き〟には２つの大きな力があります。

まず、普段ケアを行う職員や、同席した家族が、本人の〝よそ行きの力〟を目《ま》の当たりにすることで本人に対する見る目が変わることです。

〝できることは自分で〟という介護の基本には、**そもそもできることへの気づきがなければ、過剰な介護をしてしまうかもしれません。**

一度でも〝よそ行きの力〟を見ると、普段の生活でもその力が目につきやすくなります。一度気づくと次からは嫌でもその違いが目に入ってきますから、一度目の気づきが大切なのです。

エピソード

〝よそ行き〟が、背中をそっと押す

もう１つの大切な意味は、利用者さんが自分の能力に対して自信を取り戻すことです。

普段であれば「無理だわ」と簡単にあきらめてしまっている動作であっても、１人の大人として振る舞いもてなすときだから、もうひと踏ん張りできることがあります。

たとえば、施設に私というお客さんが現れたときにあいさつをするためベッドから起き上がろうとしてくれます。私と高齢者のかかわりを見ている施設の職員から、「いつもこんなに動いてくれない・お話しされない」という言葉が聞かれます。

おそらく初対面のお客さんである私に対して〝格好《かっこう》をつけて〟、いいところを見せてくれているのです。**〝よそ行き〟であろうが〝格好つけ〟であろうが、大切なのは本人にその力があるという事実です。**

その人の本来の姿を知るために、施設や自宅で、よそ行きの場面をあえて作ってみてはいかがでしょうか。

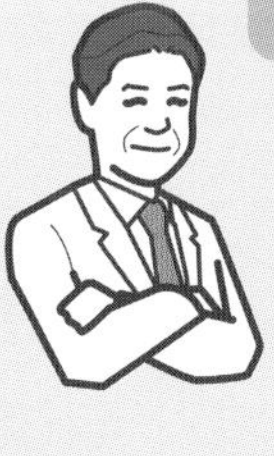

27

居場所を作れば健康は作れる

ヒマにしているのはいけないことなのでしょうか?

仕事や趣味、役割が健康にもたらす意味は何なのでしょうか?

とても若々しく見える方には、
とある共通点があるようです。

その1つのキーワードは
〝居場所〟なのではないかと思います。

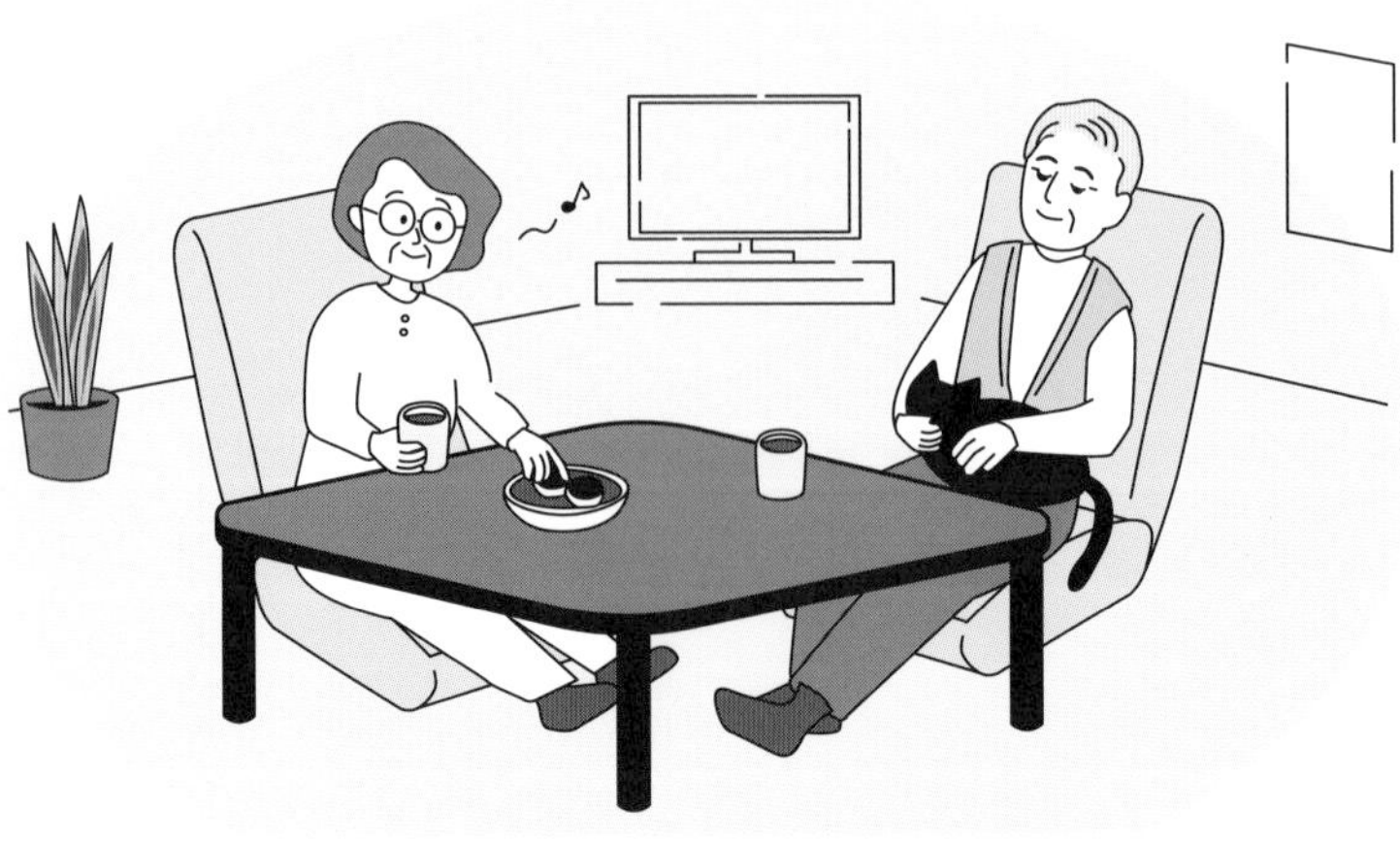

ケアを知るヒント

“居場所”があるということ

芸能人や議員さん、芸術家などは、高齢でも若々しいイメージを持たれやすいように思います。

それらの方の共通点は、人に見られる立場にいる、何かを表現する機会があることではないでしょうか。

しかし、当然みんなにそのような機会があるわけではありません。そして健康のために無理をして何かやらなければと考えてしまっている方もいるかもしれません。

大切なのは、人に見られる、何かを表現するための“居場所”があることです。若々しくパワフルに過ごせる方は、世間に居場所がある、居場所を作ってきたからではないでしょうか。

くわしくみてみる

居ることが役割です

居場所を作るといわれると、高齢者も何か仕事や趣味、役割を持ちましょうという考えになります。もちろん、家の中で健康に暮らされている高齢者もたくさんおられます。その方々は家庭に居場所があるのでしょう。

居場所は、安心して能力を発揮できる場のことです。身体にも心にもよい環境のことであり、その点ではヒマもまたよしです。

ただ居るだけが許される雰囲気づくり、**“居ることがあなたの仕事です”と、さりげなく実感できる居場所づくりが大切です。**

身体を動かして健康づくり、頭の体操で認知症を予防。でもその前に安心して能力を発揮できるように、そこを利用者さんにとっての居場所にすることから始めてみましょう。

居場所は1つに限らなくて大丈夫です。家庭があり、職場があり、施設があり、たまにあいさつをするご近所さんが居る。それぞれが意味のある居場所なのです。

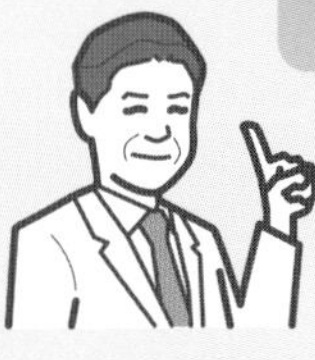

参考図書
東畑開人：居るのは辛いよ-ケアとセラピーについての覚書，シリーズ　ケアをひらく，医学書院，2019

28 行くまでが勝負だ〝通いの場〟

世の中には地域で生活している高齢者のための
多くの〝通《かよ》いの場〟が作られています。
社会とのつながり、人との交流をつくる居場所のひとつです。

そこは、行くまでが勝負です。

習慣になるかどうかは、その後のことです。

お住まいの地域にどのような〝通いの場〟があるのか、
ちょっとだけ気にしてみるとよいのではないでしょうか。

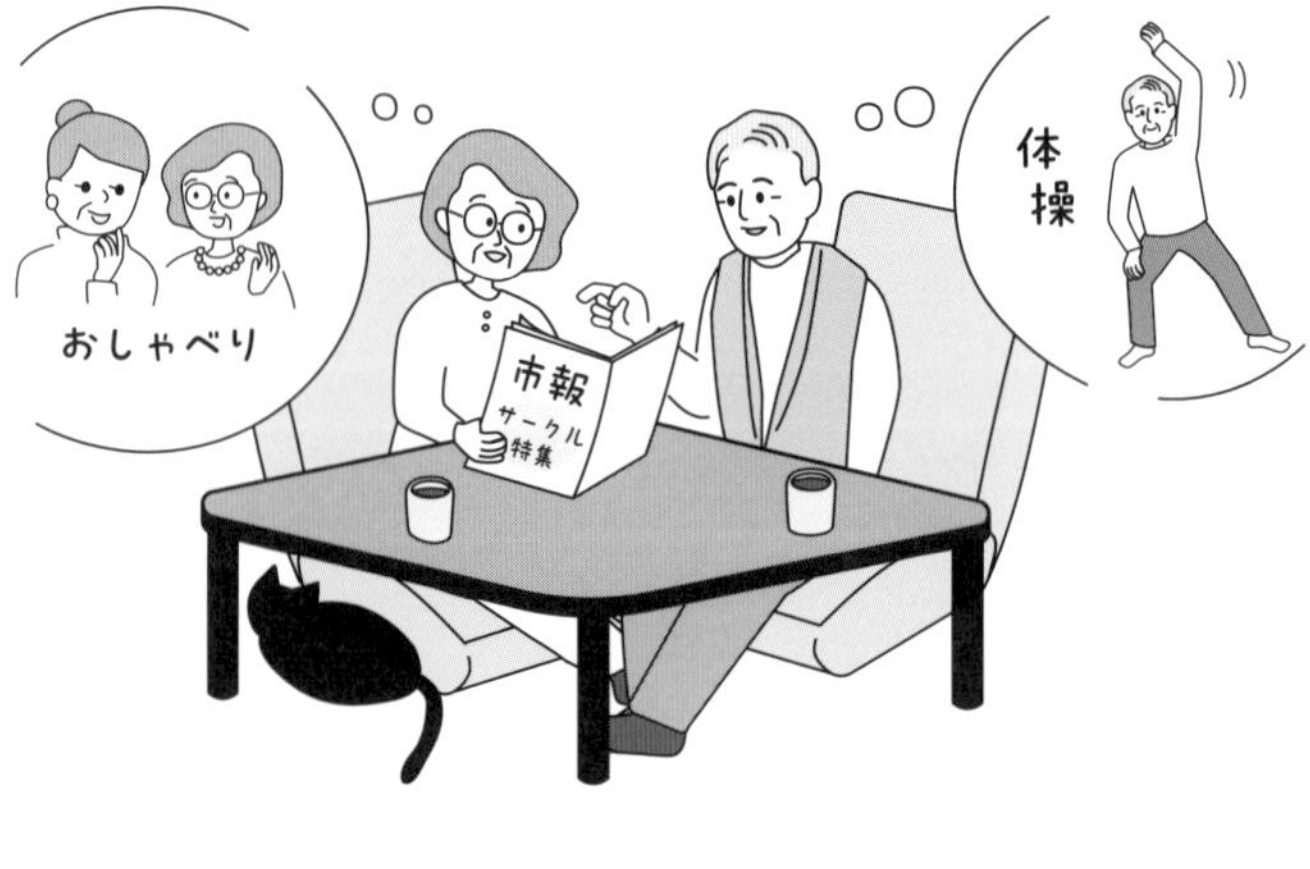

くわしくみてみる

知らないところに行くことの楽しみ

長く住んでいる街でも、どこにどんな建物やお店があるか、意外と細かくは知らないものです。

自分の生活や趣味、仕事に関するものであれば、あっちの店にしようか、こっちの店も見てみようかと、あれこれ考えながら、実際に行ってみるのではないでしょうか。

趣味や外食のお店であれば、「次の休みの日に…」と考えるだけでワクワクしますし、行動も軽《かろ》やかなものとなるでしょう。

そういった感情は実は私たちの心身の健康を下支えしているのではないでしょうか。**人との交流を新たにつくる際には、ワクワクを原動力《げんどうりょく》にするとよいでしょう。**

ケアを知るヒント

まずは知ってみましょう“通《かよ》いの場”

自分が住む地域のどこに、どのような“通いの場”があり、何をしているのか、意外に知られていないのではないでしょうか。

行ってみようかと迷っている方は、地域包括支援《ちいきほうかつしえん》センターやケアマネジャーさんなどに相談してみましょう。その人に合った通いの場を提案してくれます。

「人は変化を嫌う動物」などといわれます。**変化はストレスである一方で、変化という落差があるからこそ、楽しさも味わえるものです。**

知ってみると行きたくなる。行ってみると通いたくなる。そうして、“通いの場”デビューは段階的にしてみましょう。

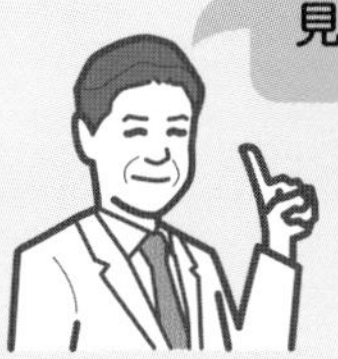

人付き合いが苦手な方でも、行ってしまえば
意外に楽しめる場所があったという経験をします。
行きやすい“通いの場”を
見つけることから始めてみましょう。

29

〝今さら〟から〝今から〟へ

これまで多くのことを経験してきた高齢者にとって、見るもの、聞くもの、経験することが新鮮で刺激的であることはどうしても少なくなってしまいます。

何も眠りたくて寝ているわけではありません、なまけているのでもありません。

自分は何に興味があるのか、あなたは何に興味がありそうか、今からでも考え、行動することで刺激に触れればよいのです。

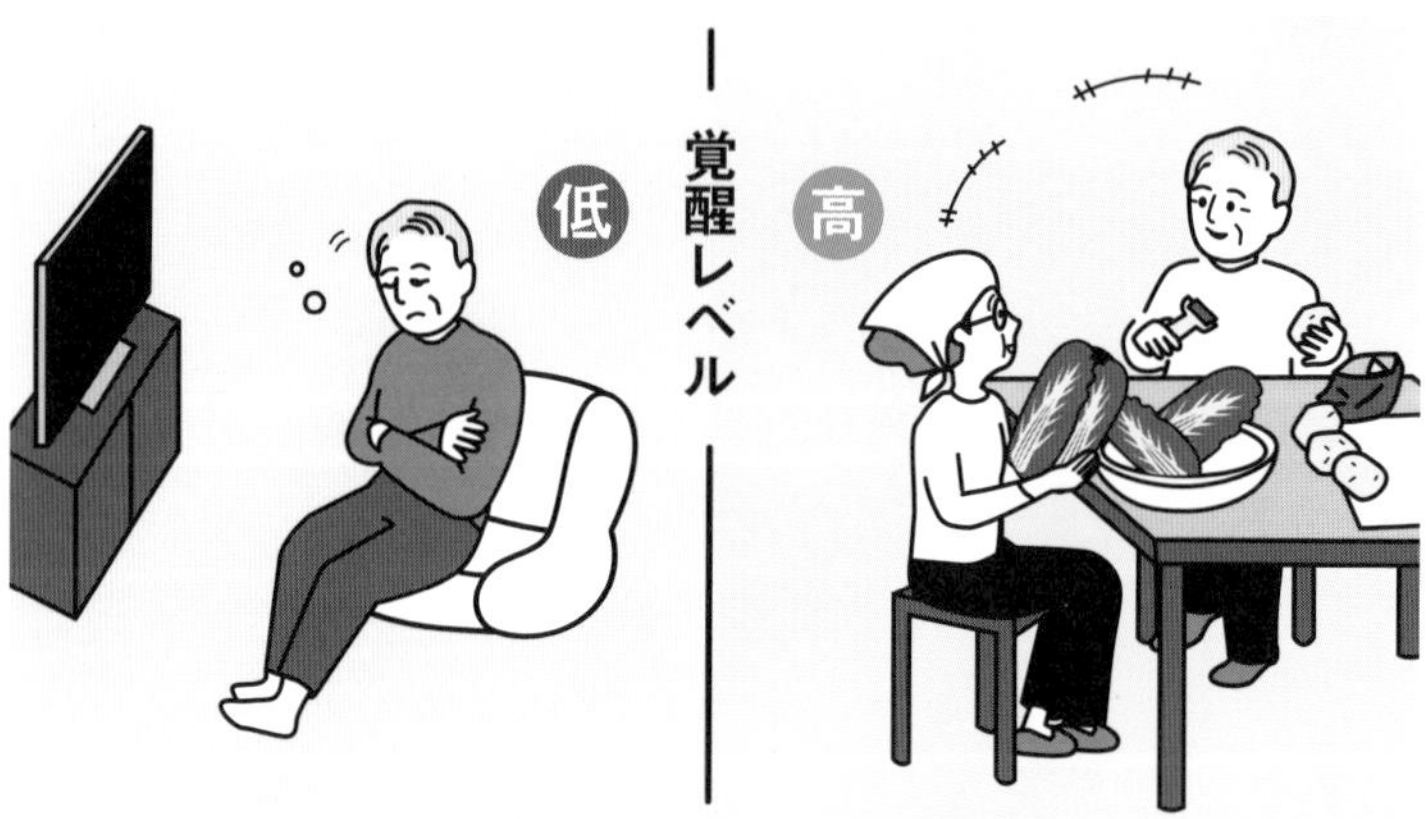

エピソード

お笑い芸人のひとコマ

お笑い芸人さんのネタで、〝過去に戻って1つだけやり直すことができるとしたら?〟という掛け合いがあります。

ボケ担当の方が「自分はコンビニのポイントカードを作る」と言うのに対して、相方から「そんなの今からでもできるやろ」と、つっこまれるという流れのネタになっています。

ポイントカードのような継続してこそ価値のあるものを、今さら作るというのは恥ずかしいというのが、共感できるネタになるのだと思います。

新しいことに取り組むとき〝今さら〟はブレーキになるのです。

ケアを知るヒント

退屈するくらいなら今から始めてみる

興味をもって身を乗り出したり(姿勢が変化)、声をあげ拍手したり(運動)、ハラハラドキドキしたり(心拍や呼吸の変化)がなければ覚醒《かくせい》は簡単に眠りへと変化します。

誰だって興味のない講義中は居眠《いねむ》りしていたはずなのですから。

新たな興味や人間関係もおそらく同じで、今さら作れないという気持ちが先に立ってしまいやすいのではないでしょうか。

そして、刺激が減ることで、自然と寝入りがちの生活へと変化してしまいます。

人生100年時代、過去のポイントはなくても、今からでも興味や人間関係のポイントは確実に貯まっていきます。利用者さんの〝今から〟という姿勢を支えることが大切です。

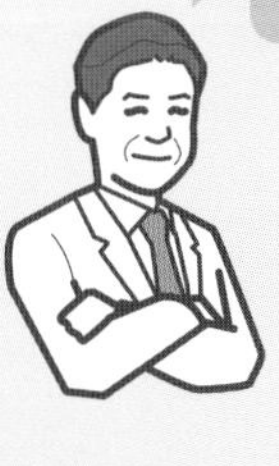
「今さらできない」を
「今からでもできる」に
切り替えることが大切です。

コラム

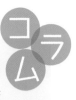

1歩で世界に働きかける

よく歩いている人は元気だ、元気な人はよく歩く。どちらも正しいのでしょう。というのも、適度な歩行習慣によって健康はもちろん、認知症の予防にも効果があるといわれているからです。では歩行がなぜ認知症予防になるのか。運動という視点ではなく、「移動」という角度から考えてみます。

自分で移動することでさまざまな刺激に出会います。それは景色の変化や、他者との思わぬコミュニケーションのような大きな刺激もあれば、街の匂いや、気温の変化、物や人とのすれ違いといった小さな刺激もあります。

それが人生の小さくも1つの経験であり、意味ある脳の活動につながっています。

車椅子を使用していても、介助があっても、可能な限り自分で移動することが肝心です。

何も難しくありません、興味を持って景色を眺め、人間観察し、美味しい匂いに誘われ、季節の変化を感じ取りながら歩くだけでよいのです。

認識（認知）とは自分から世界へ働きかけることで得られるものです。世界に働きかけることを意識して1歩、踏み出してみましょう。

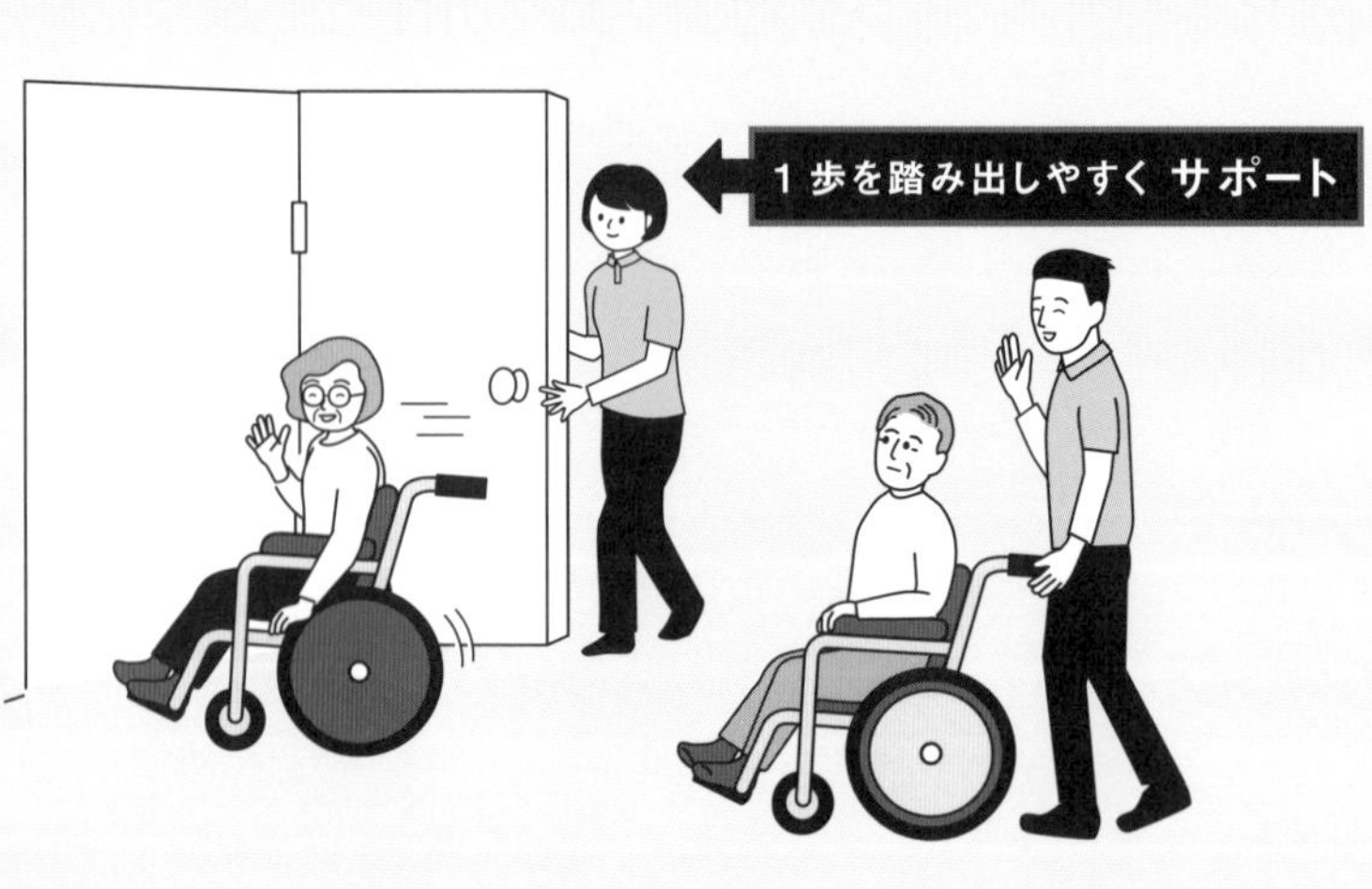

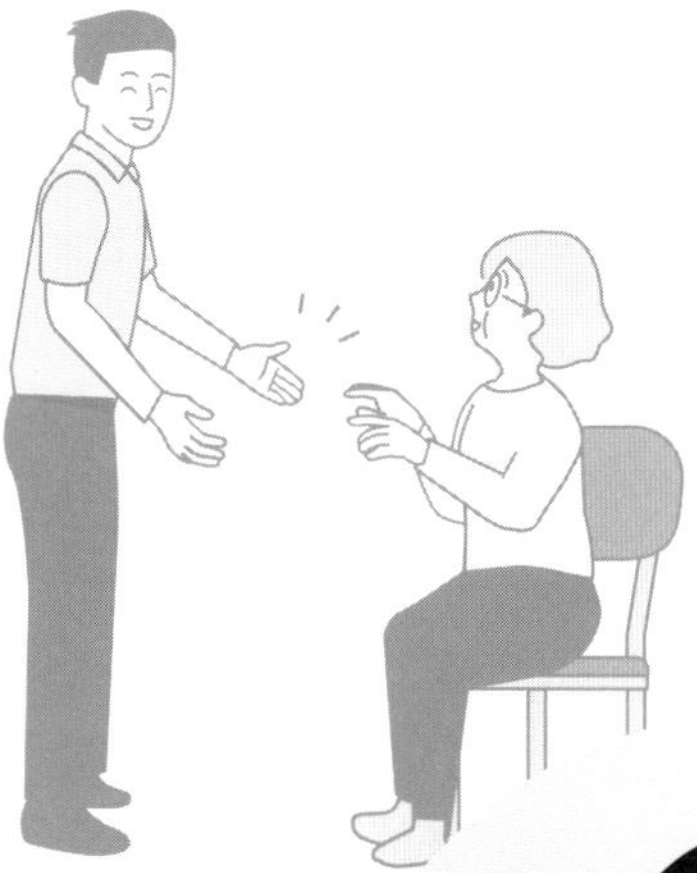

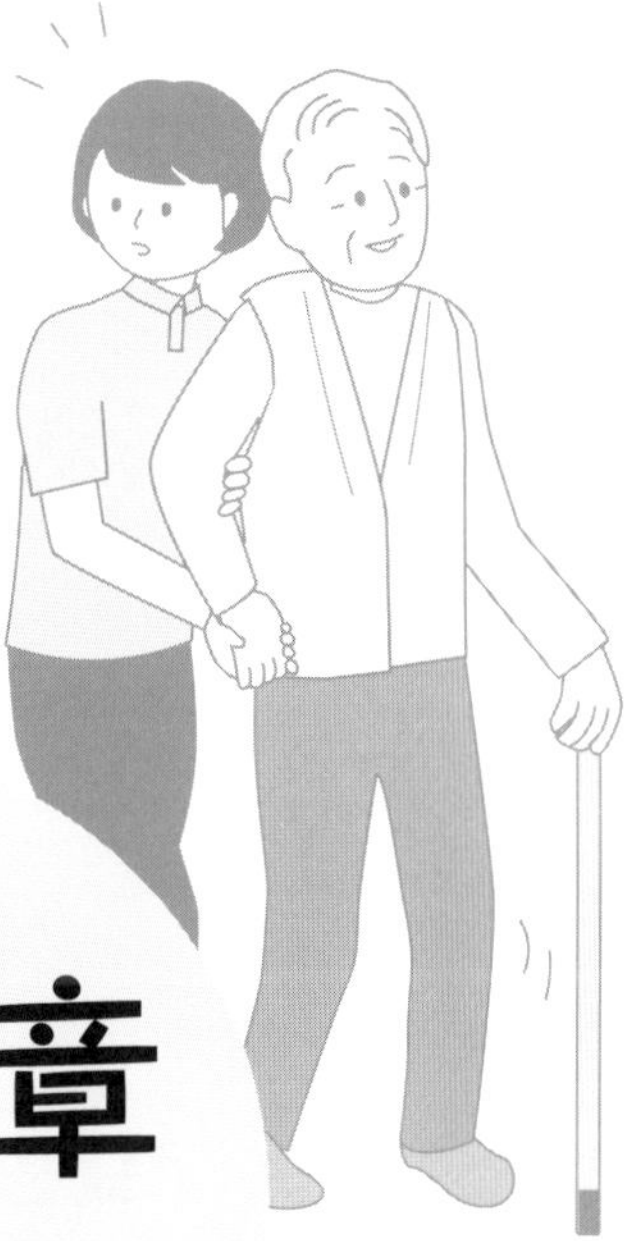

第3章

介助がうまくいく関係づくりのヒント

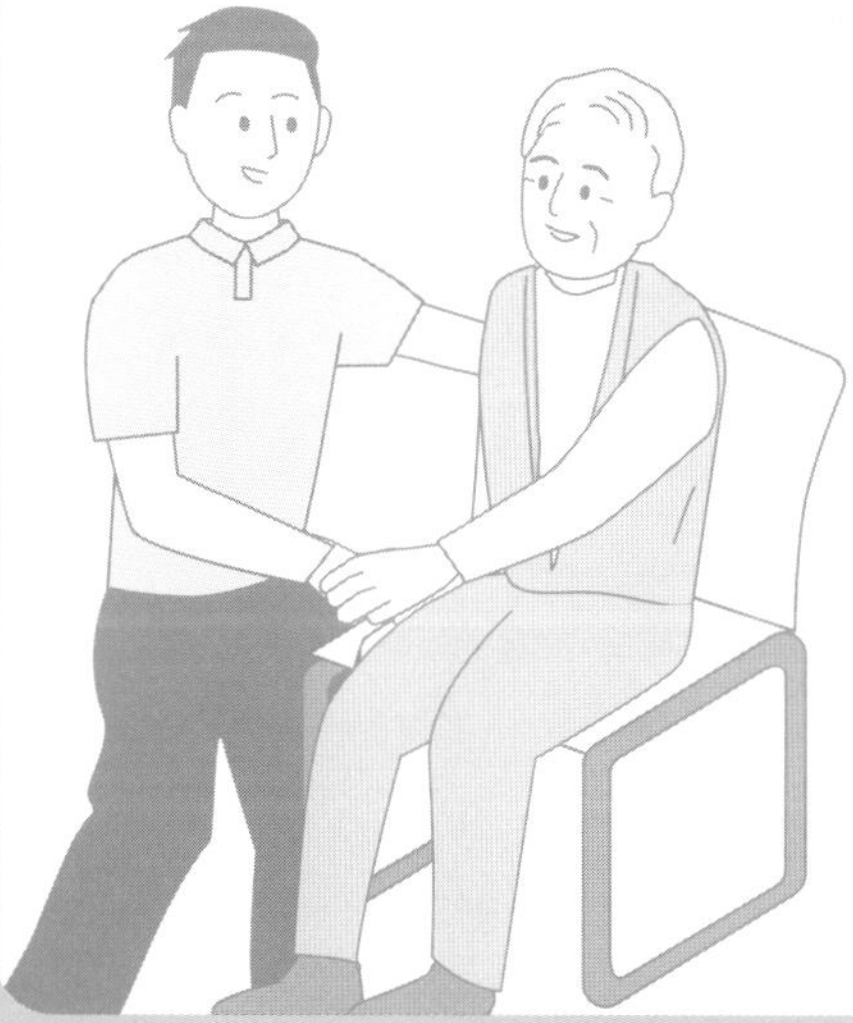

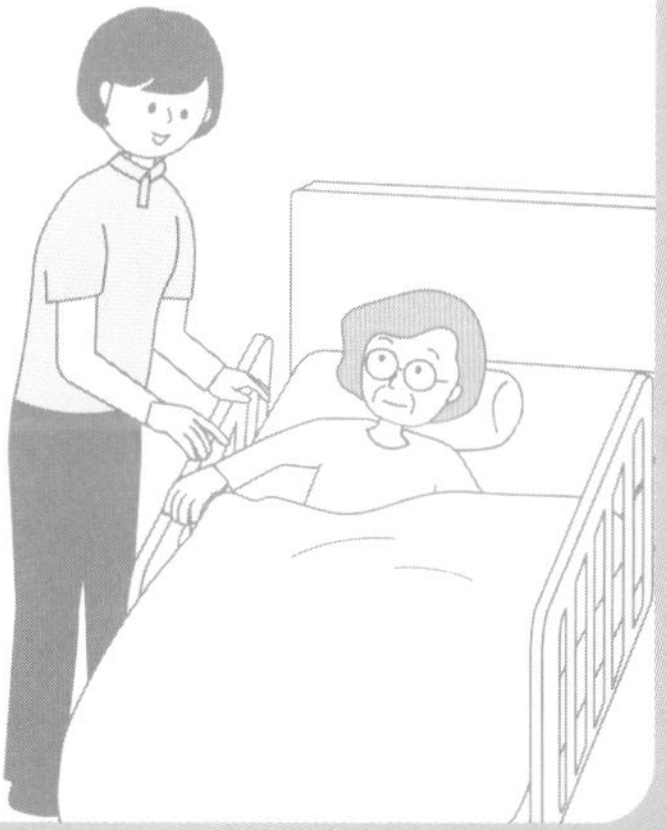

第3章 介助がうまくいく関係づくりのヒント

この章では

①利用者さんの
能力を信用するコツ

②介助者が
知っておきたい心構《こころがま》え

を紹介します。

介助を行う際、
ときに利用者さんの“できること”を、
信じて見守ることが必要です。

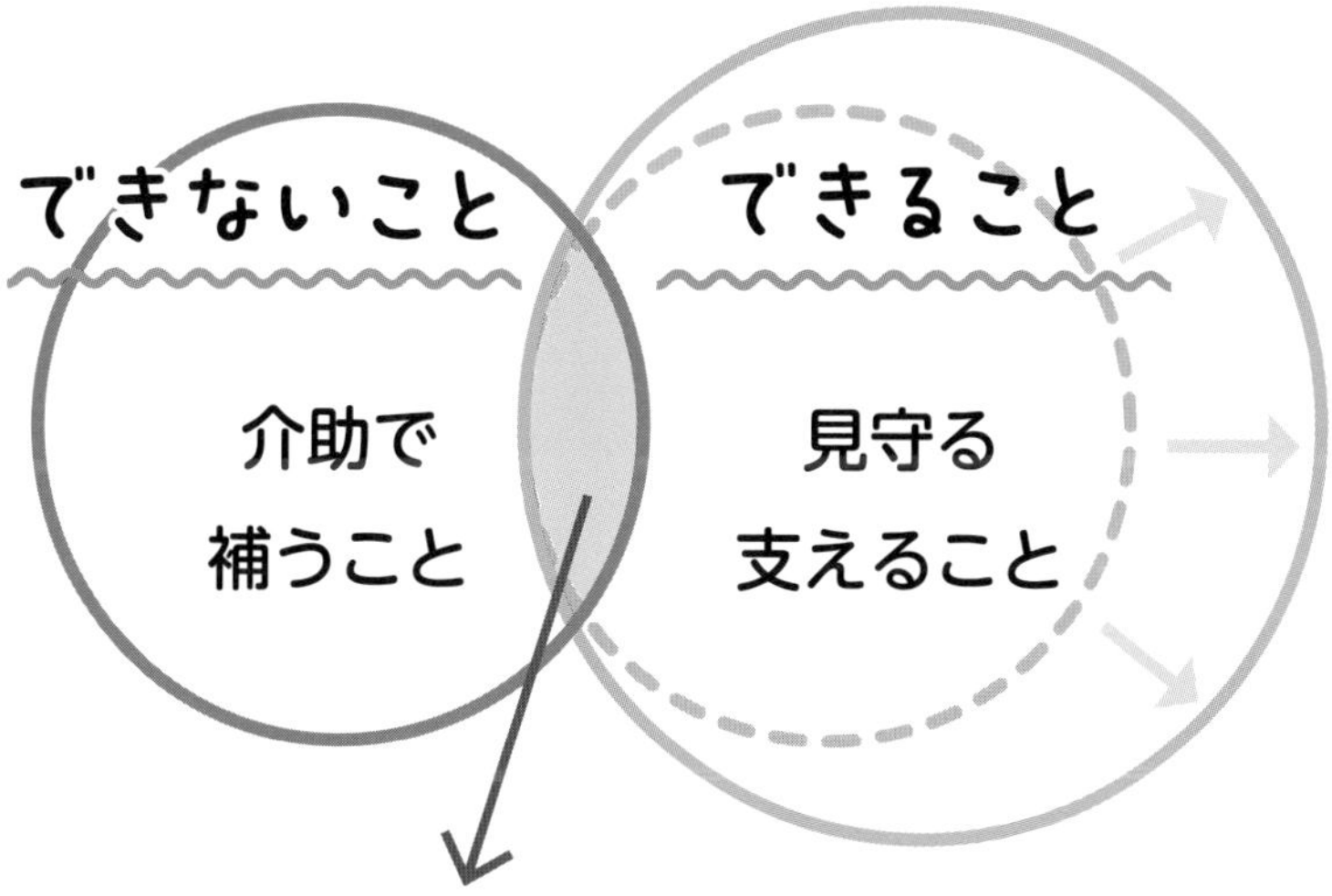
できないこと
できること
介助で
補うこと
見守る
支えること
できる力はあるけれど
介助者がやっていること

「思わず介助の手が出てしまう」をこらえて
利用者さんを信じて待つことで、

できることは
ひろがるかもしれない！

NEXT

とある施設で、同じ時間帯の利用者さんを
映像に収めて比べたところ、
驚《おどろ》くべきことが発覚しました。

なんと、そこでわかったのは、
介助者が利用者さんに合わせているのではなく、
利用者さんが介助者の行う介助に、
〝付き合ってくれている〟ということでした。

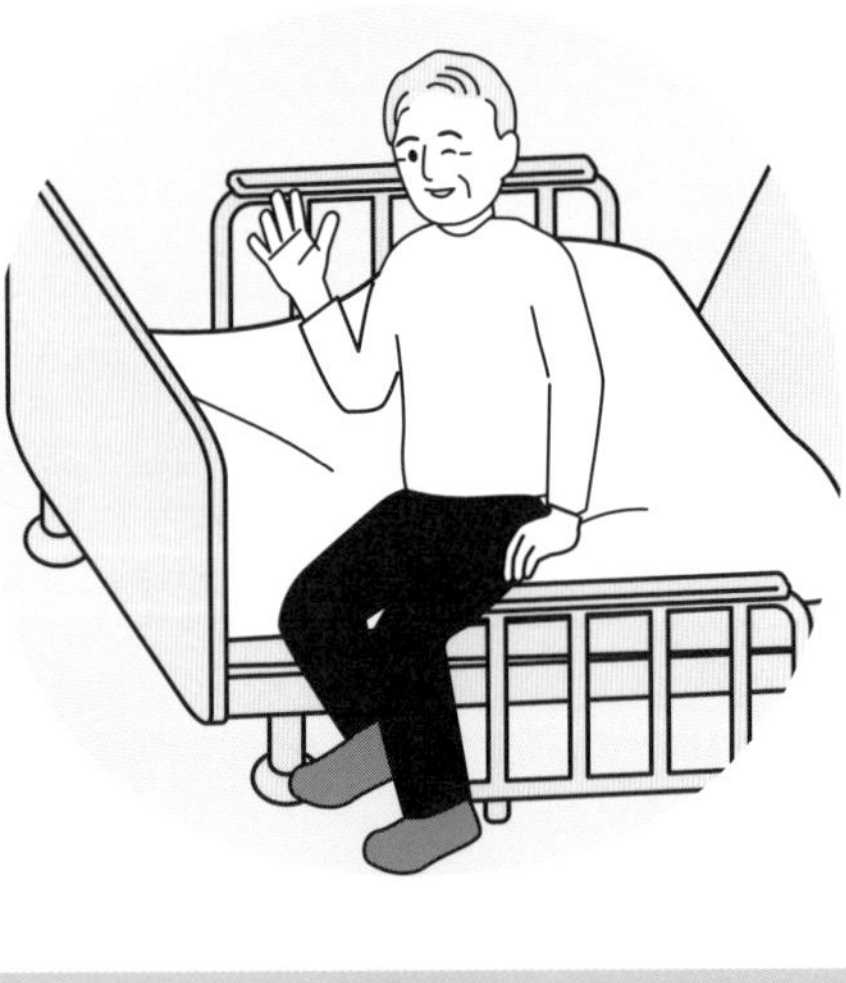

できることを、できるやり方でやってもらう
そのために必要なのは時に見守り、支え、
利用者さんの持っている能力を信用することです。

介助者が信じて見守ることで
体が自然と動き出すこともあります。

「そうは言っても難しい!」という方も多いはず。
そこで、介助する側の私たちが知っておきたい
16のヒントを見ていきましょう。

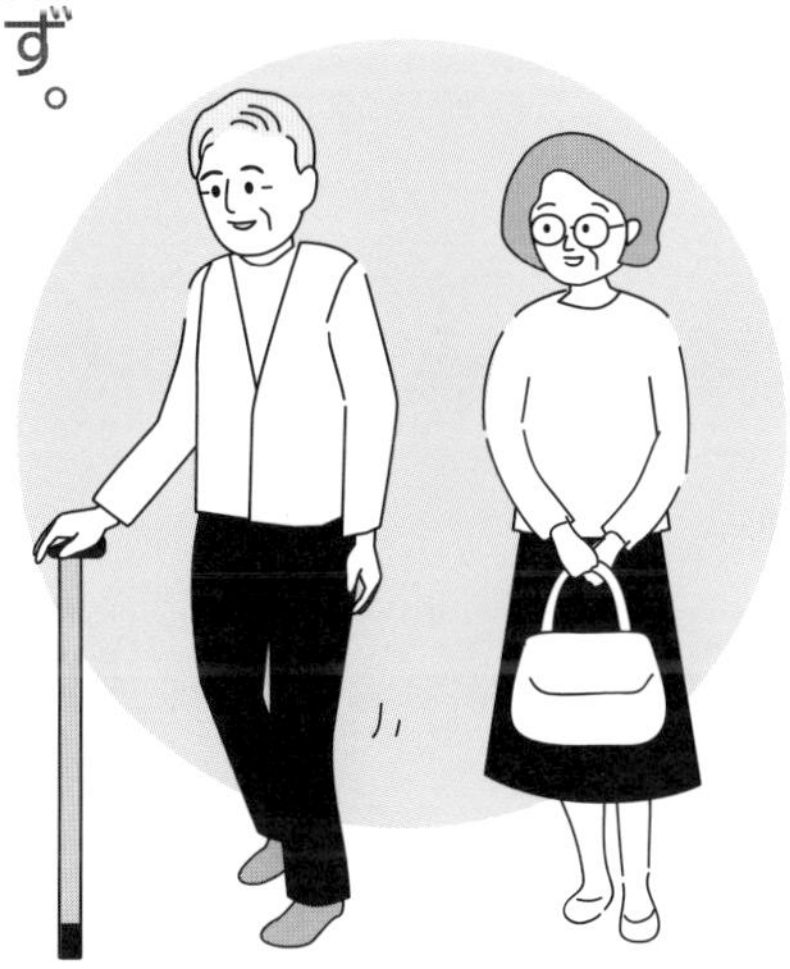

30
その介助の手、少しだけゆるめてみませんか？

利用者さんができるところはなるべく本人にやっていただく、
そのための介助とはどう考え、
どう実現すればよいのでしょうか。

ついつい余計《よけい》な介助の手が出てしまう、
なんてことも悩みの種ですね。

安全のための介助の手、
手伝ってほしいという本人の思いに寄り添う介助の手、
その手を外《はず》すという選択はなかなか難しいものです。

ゆっくりと、介助の手をそっとゆるめてみませんか。

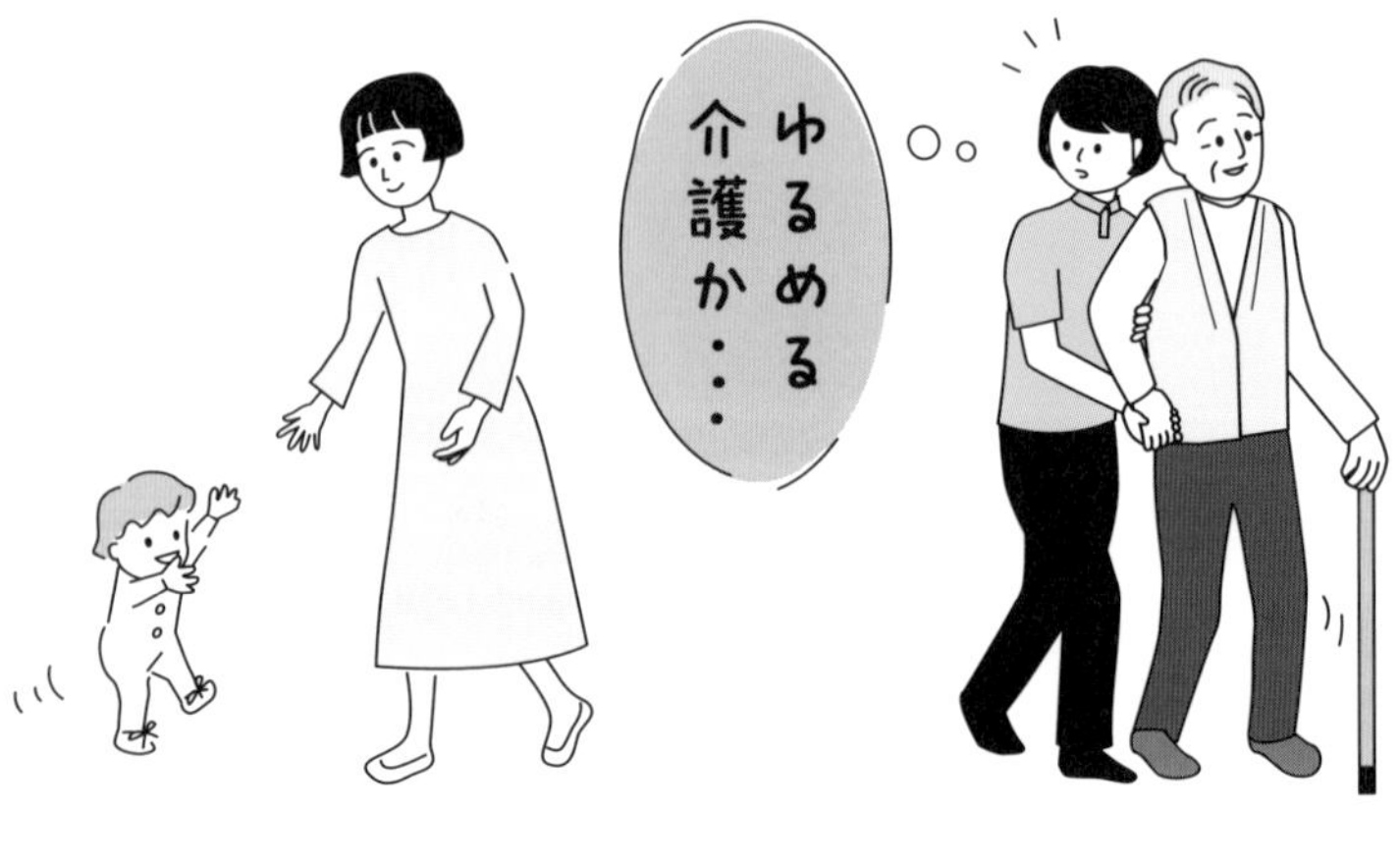

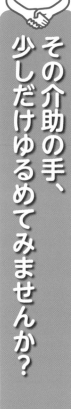

ケアを知るヒント

子育てから得る介護のヒント

介護には、利用者さんができるところはなるべく本人にやっていただくという自立支援の理念があります。

しかし、利用者さんの安全を守るためと、つい介助の手が出てしまう、介助者にとっても、もどかしい思いがあります。

愛する子どもを守りつつ、成長も促《うなが》したい。歩き始めた子どもとつないだ手は、安全のために引いたり、自由に歩けるようゆるめたりして、親子の間でやりとりをします。

介護は特別なものではなく、生きる力を育《はぐ》むという点で、私たちそれぞれが経験してきた人間関係の延長にあるものです。

介護のコツ

自立はほんの少しずつ、ゆっくりと

生活に必要な力が10だとすれば、介助では10以上の力は不要です。介助をゼロにするのが自立支援でもありません。10の力で介助していたものを、0.1でもゆるめてみればよいのです。その0.1が〝本人ができるところ〟であり、自立支援の第一歩です。

介助の力を0.1減らすことができたなら、次は0.2減らしてみたらどうかなど、本人の体と介助者の体でやりとりが行われる、それが介護の醍醐《だいご》味《み》なのだと思います。

介助の力が大きすぎないか、それを見分けるコツは、**高齢者が自ら動くスピードで動作介助をしているかどうかです。**

介助の動作のスピードも、介助の手をゆるめるペースも、ポイントはゆっくりとです。

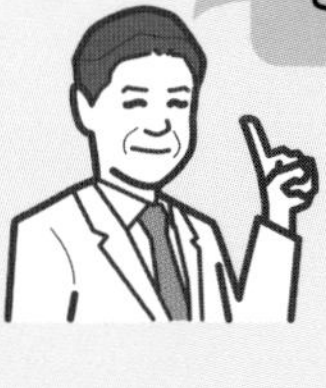

介助をゆるめるのは、意地悪《いじわる》なことではありません。可愛い子には旅をさせよ、大切な高齢者には介助の手をゆるめよ。それが大切です。

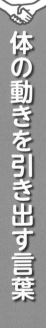

31 体の動きを引き出す言葉

体で覚えたことは忘れません。

介護技術という言葉が使われるとおり、
介護は、一般的には介助者が行うものとして認識されています。

しかし、動き方の答えは利用者さん自身の体にあるのです。

したがって、介助者は、本人がやろうとしている動きは
すべて本人にとって正しいものとして
信用する姿勢でいることが大切です。

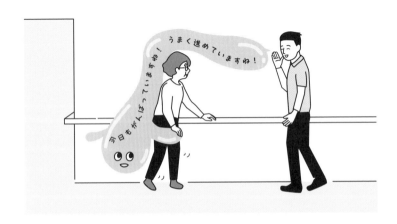

ケアを知るヒント

本人のもつ動きの設計図

本人が使う〝動きの設計図〟は、もしかすると少し錆《さ》びついたパーツを使い、モーターの動きも遅く、効率の悪いものかもしれません。

だからといって、使うパーツやモーターを度外視《どがいし》して、介助者が持つ新しい設計図で対応しようとしては、パーツやモーターを十分に使えないどころか、むしろ壊れてしまいかねません。

1人ではできない動作に介助は必要です。その時、動きの設計図は本人のものを使いましょう。

そう考えると、**本人からの動き出しは全て本人の設計図から生まれているとわかります。**

介護のコツ

本人の動きをスムーズにするには

動きの設計図は、とても繊細《せんさい》です。わずかな動きでも、本人の正しい設計図で動いていることを、介助者が信頼することで、声かけによる支援が大きな力を持つようになります。

介助者は自分の設計図で介助の手を出したくなります。それをまずはいったんこらえ、**本人にある設計図で動いていただく、それを使って介助する。**その人らしさとは、そんな場面にこそ現れていると思います。

本人の遅くて拙《つたな》い動きに対して「うまでできていますよ」「どうぞ、自信をもってやってください」、そう言葉をかけてみてください。

この言葉が、多少錆びついたパーツを、動きの遅くなったモーターを回す潤滑油《じゅんかつゆ》となるのです。

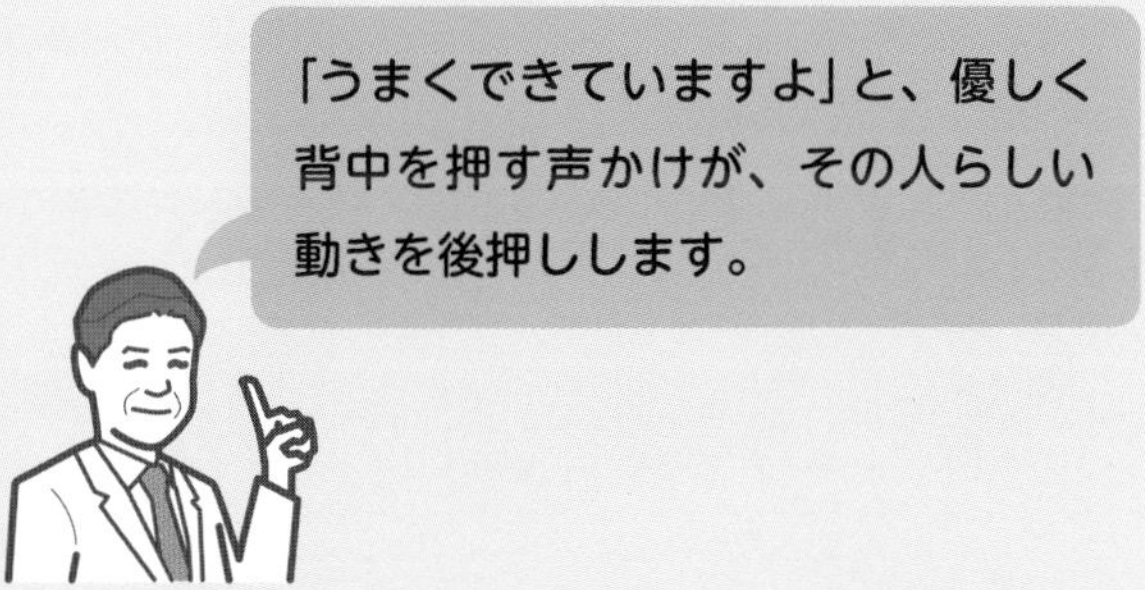
「うまくできていますよ」と、優しく背中を押す声かけが、その人らしい動きを後押しします。

32

無意識に起きる見た目の先入観《せんにゅうかん》

介護の現場ではときに、見た目の先入観《せんにゅうかん》で、
本当はできるはずのことが、できないものとされたり、
本当はわかっているはずのことが、わかっていないものとして
コミュニケーションやケアが進んでしまうことがあります。

言葉や体の動きが自由にならないことで、
それにうまく「ノー」を伝えることができない。

本当の能力に気づいてもらえない状況があるのだとすれば、
その本人はどれほどの悲しい思いをされることでしょうか。

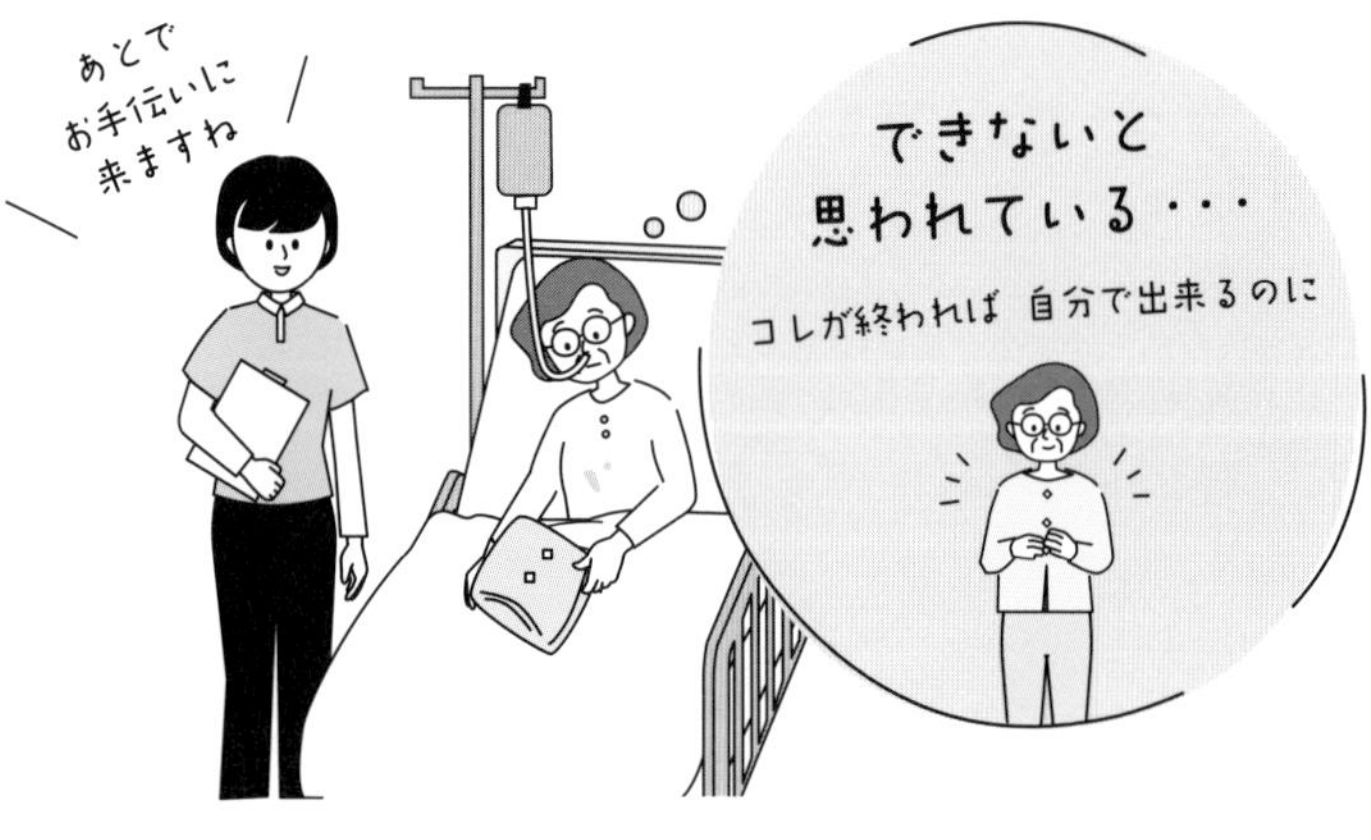

あとで
お手伝いに
来ますね
できないと
思われている・・・
コレが終われば 自分で出来るのに

ケアを知るヒント

誰にでもある無意識の先入観

初めての人と会うとき、おそらく相手の見た目や雰囲気から、その人の印象を判断します。その際基準となる「何か」を無意識に引っ張り出して相手を認識し、私たちはコミュニケーションをとっているでしょう。

その「何か」とは、個人の人生、経験の中で作られる先入観のことだと思います。つまり、先入観によって他者を理解し、また先入観によって自分も理解されているのです。

すべてが悪いことではありません。しかし、その**先入観で利用者さんの能力を決めつけてしまってはいけないと、心に留《と》めておくことが大切です。**

エピソード

本当の表情を読み取る技術

見た目の先入観は、誤ったコミュニケーションやケアの大きな原因の1つとなります。

たとえば、鼻から管を入れて直接胃や腸に栄養を流すという処置があります。鼻に管が入っているだけでも、表情や頭、首の動きは乏《とぼ》しくなります。

また、認知症の方は表情が乏しく困り顔をされていることがあります。私たちは、表情が乏しいというだけで相手を、受動的な人として無意識のうちに接してしまうそうです。

病気の方を受け身にさせてしまう原因は、私たちが無意識に持っている見た目の先入観にあるのかもしれません。

利用者さんの本当の姿を知るためには、自分の中にある先入観に気づくことが大切です。

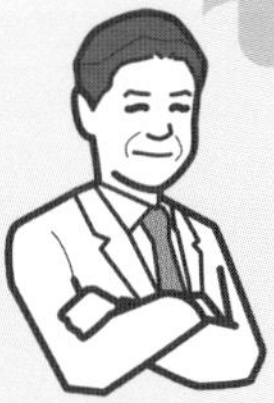
感情を表しにくい、表していても変化が小さいだけということもあります。だからといって相手を受動的な人として接してはいけません。

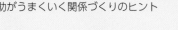

参考図書
ジョナサンコール著，茂木健一郎監訳：顔の科学−自己と他者をつなぐもの，PHP研究所，2011

33 私はわたしであり続けている

子どものころに抱《いだ》く大人に対する印象は、
自分とはかけ離れた存在であり、
子どもとは考えていることも、することも違う、
想像すらできない存在だったような気がします。

いざ自分が大人になってみると、
子どもであった自分の延長線上にいるだけであり、
考えることも、することも
それほど大きくは変わっていないことに気づきます。

歳を重ねること、できないことが増えていくことも、
本人にとっては〝大きく変わっていない自分〟なのです。

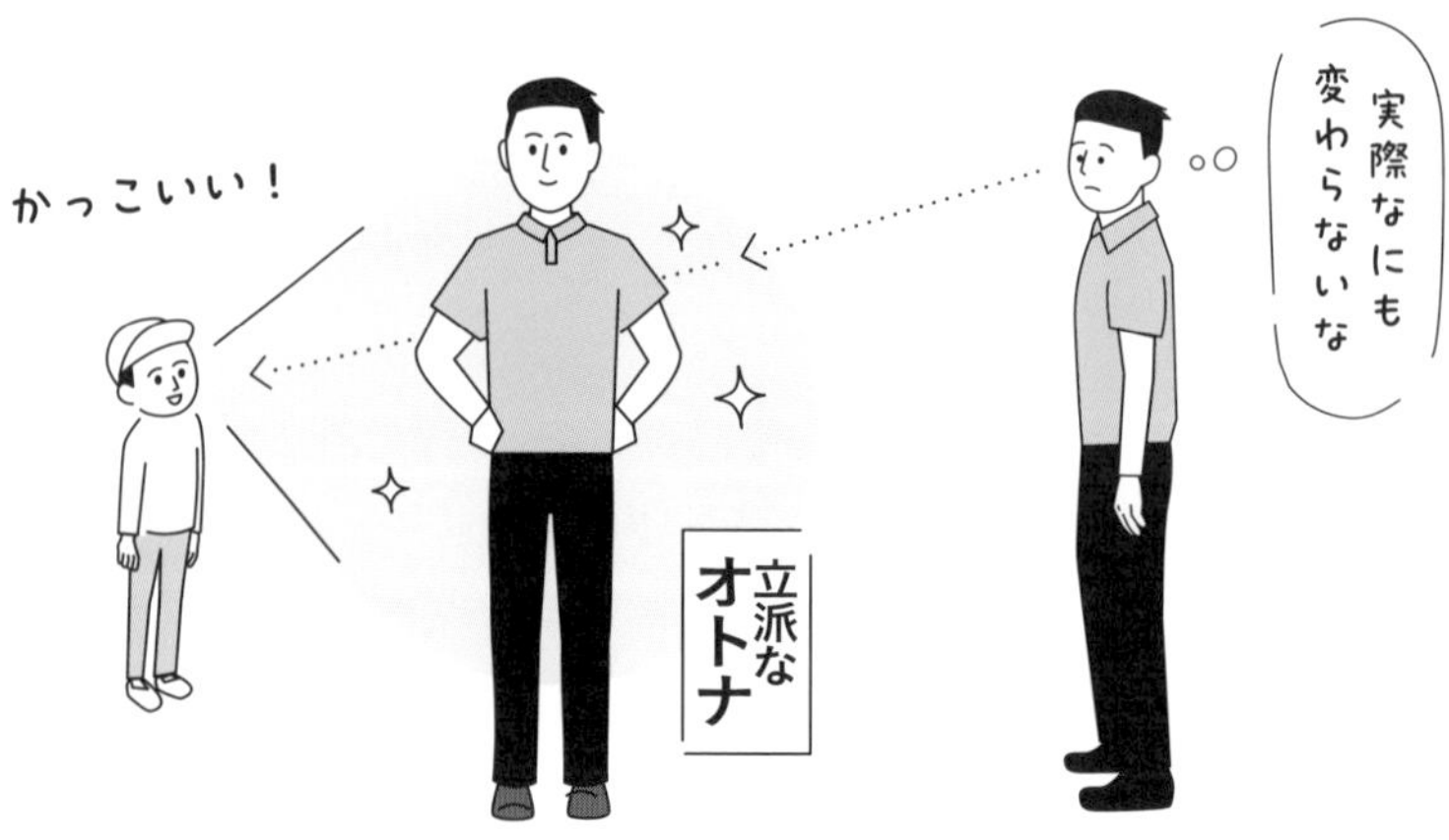

実際なにも変わらないな
かっこいい！
立派なオトナ

エピソード

私はいつになってもわたし

　ある障害のある方が、「私という人間は何も変わっていないのに、周りはそれを認めてくれない、それがつらい」と話していました。

　1人の人としての時間軸の中で、本人は本人であり続けているのに、障害をきっかけに、違った人間として扱われてしまう。**自分が自分であり続けられない、それがいかにつらいことなのか。**まっすぐに表した言葉になっています。

　障害によって不自由な体になる、あるいは高齢になり容姿が変化する、認知症のため言動が以前と変わったように見える。それは、あくまで他者から見た変化であり、相対的なものでしかありません。

ケアを知るヒント

いつもと変わらず接する

　中途で障害になった方、高齢者、認知症の方は、自分が自分であり続けていることに、もちろん何の違和感もありません。

　利用者さんがその人らしく、あり続けられることを支える。それが、何よりその方を安心させるでしょう。

　そのために**周りの方がとるべき態度は、慈愛《じあい》でも、やさしさでもなく、〝いつもと同じように変わらず本人と接する〟ことです。**

　まずは、障害、高齢、認知症と特別な目でその人を見ている自分に気づき、その上でいつも通りに接することから始めてみましょう。

　病気や障害を抱えつつ、地域や家庭で生活するうえで大切なのは、変わらぬ本人として受け止めることのできる周りの人の存在です。


私たちの目の前にいる方は、自分と同じように、何が起こったとしてもその人であり続けていることだけは変わりありません。“いつも通り”に接することが大切です。

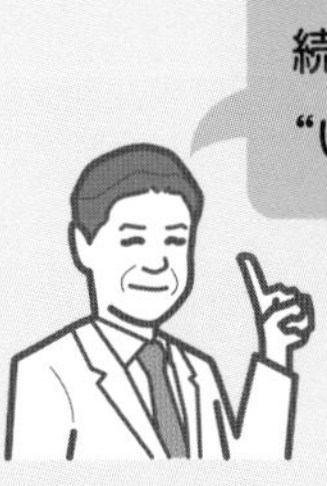

34

「痛いですか？」が痛みを呼ぶ

「痛いですか？」と聞けば、
おそらく「痛い」と返されます。

「痛い」と発した言葉によって、
痛くて動けない自分に閉じ込められてしまいます。

それは体に意識が向いている状態です。

そうなれば、利用者さんも周りの人も、
痛みのある身体をますます意識してしまいます。

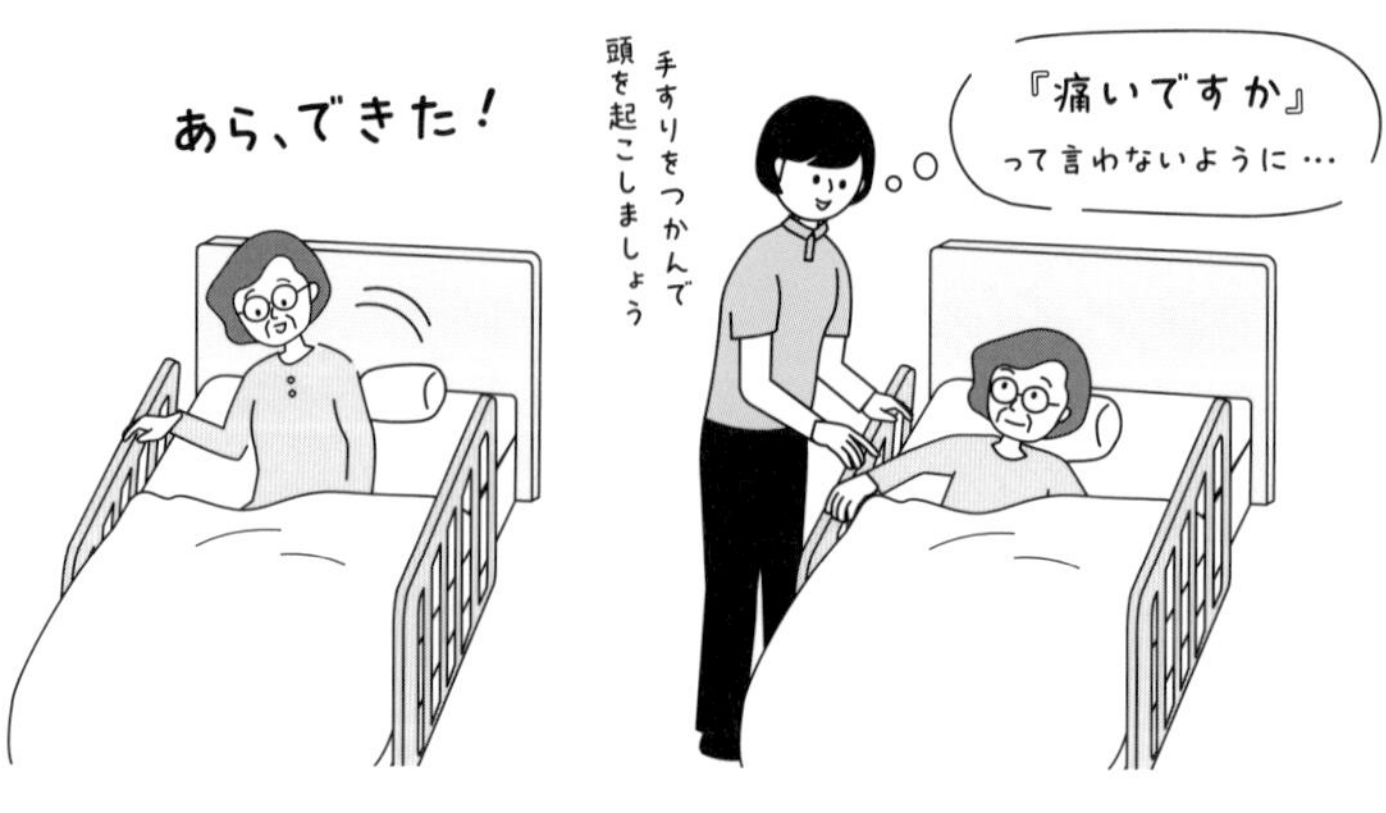

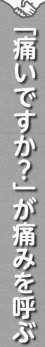

『痛いですか』って言わないように…
手すりをつかんで頭を起こしましょう
あら、できた！

エピソード

「痛い」が「できない」に変わるとき

高齢になれば、身体のいたるところに痛みを訴《うった》えられる方も多いです。「腰が痛くて起き上がることができない」「膝が痛くて立ち上がれない」などは利用者さんにとって、切実な問題です。

そうなると周りの方々は、本人に「痛いですか?」と聞くことが多くなってしまいます。

しかし慢性的《まんせいてき》な痛みはそう簡単には消えません。もちろん、痛みを聞いてなくなるものでもありません。

「痛いからできない」そう片付けてしまうと、そのうち本当に動かせない体が作られてしまいます。

それこそ「痛いですか?」ができないことを増やす瞬間です。

介護のコツ

痛みを遠ざけるコツ

オススメの対応方法は、**周りの方はあえて「痛いですか?」を使わないことです。**

「痛い」は動かさないことのいいわけにもなり得ますから、そのワードを使わないで介助したほうが利用者さんの動きは引き出されやすいです。

そして、痛い場所からは少し離れた体の部分の動きや、痛みを感じない体の動きを、介助者が揉《も》んだり動かしたりするのではなく、できるだけ本人にやってもらいます。

そして少しずつ、痛みのある場所に近い体の部分を、本人が受け入れられる動きでほんの1ミリくらいずつ広げていけばよいのです。

わかりやすく「ここまで動かしましょう」など、体の外に目標を置くと、意識を身体の外に向けるという意味では、なお効果的です。

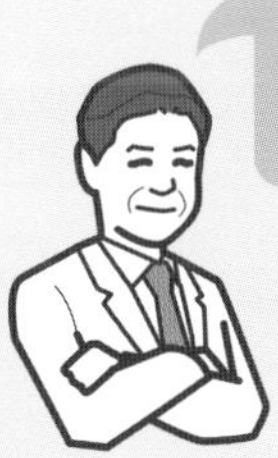

周りの方が「痛いですか？」を使わなくなると、意識は身体の外に向かいやすく、自分から動いてくれることも増えます。まずは、「痛いですか？」を封《ふう》じてみてください。

35 体を長く、大切に使うコツ

私たちは歳を重ねると膝《ひざ》や腰、肩や首など、
体のそこかしこに痛みが生じます。

痛みの原因はさまざまあると思いますが、
体は毎日の生活で活躍《かつやく》し続けてくれることによって
少しずつ劣化《れっか》（老化）が進み、痛みや不具合が生じます。

そっと、適度に動かすことで
体を長く使うメンテナンスをしていきましょう。

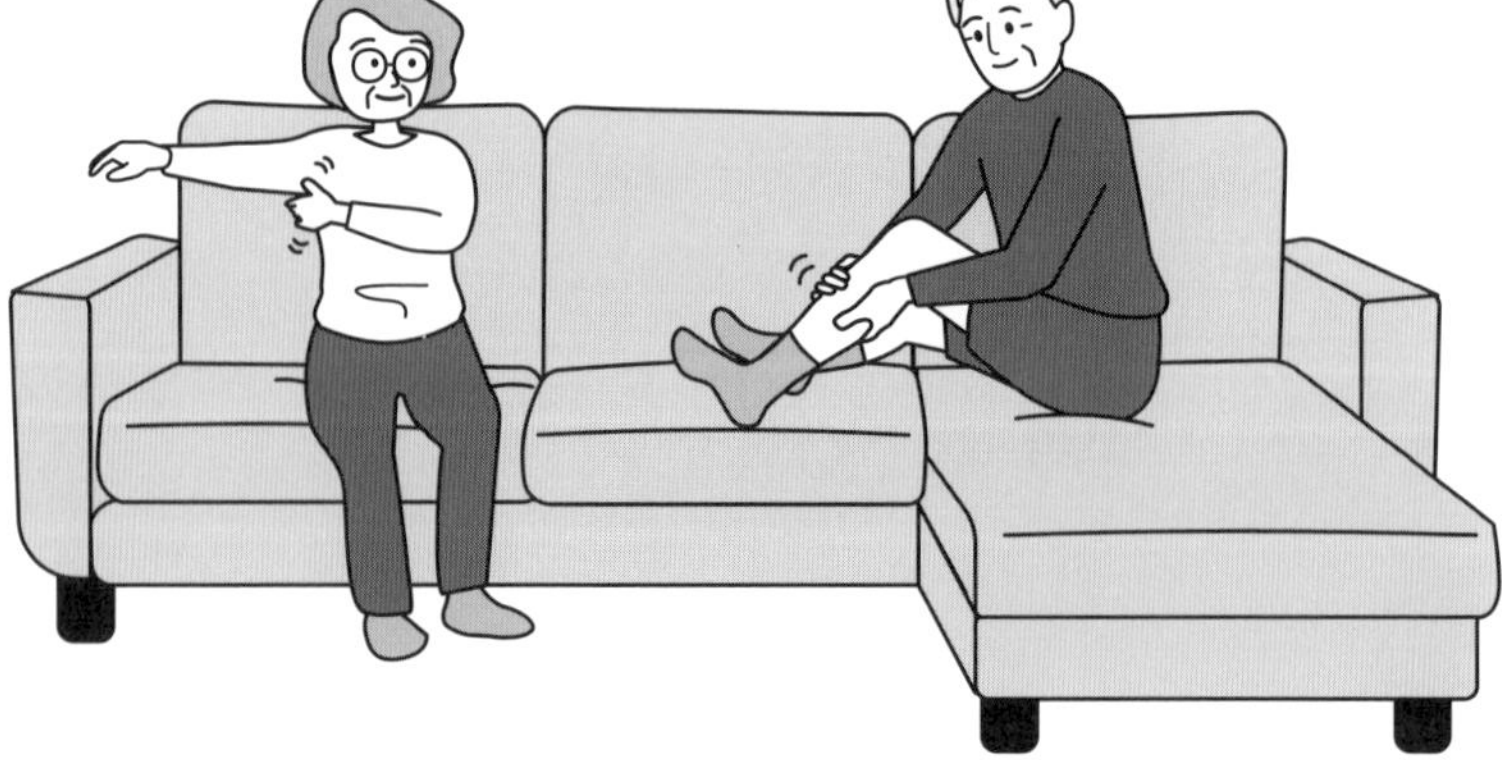

ケアを知るヒント

長く大事に使うヒケツ

新築住宅や新車を、いつも掃除《そうじ》し整備していねいに使っていても、気がつけばあちこちに傷や故障が目立ち始めます。その度に修繕《しゅうぜん》をして、ときに大きなリフォームや点検をして、元の美しさや機能をなんとか保ちます。

使い続けることで痛みや不具合が生じる一方で、使わなければあっという間に劣化《れっか》は進んでしまいます。人が住まない住宅は荒れ果てますし、動かさない車はエンジンがかからなくなります。

修繕をしながらもていねいに使っていくことが、大切に長く使うものを保つヒケツなのではないでしょうか。

介護のコツ

長く付き合っていく体

私たちの体も、家や車と同じです。痛いから、そこに傷があるから、治療をすることで解決をしようとします。痛み止めや湿布《しっぷ》、マッサージ、ときには大きな手術が施《ほどこ》され、体の機能を何とか保ちます。

つまり、体を長く使っていくためには、ていねいなメンテナンスが必要になります。そのためには、自分の体をそっと自分で動かしてみることです。どのくらいの量、どのくらいの強さで、どのように動かすと痛いのか、どこまでが受け入れられる範囲のものなのでしょうか。

自分で動かすことで、体は学習してくれます。上手に使い、上手に手入れすることの第一歩です。**痛いところも優しくゆっくり動かして確かめることが大切です。**

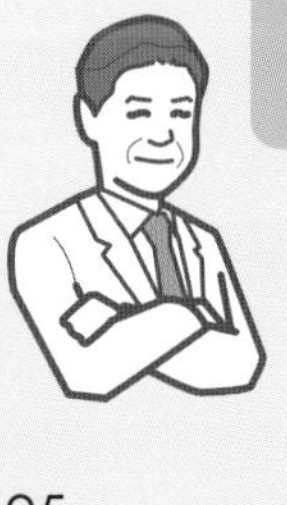

ヨーロッパの建築物のように、修繕しつつも使い続けることで、味わい深いものになっていく。そっと、適度に動かすことで維持していけるでしょう。

36 包丁は危ないもの？

習慣は、ときに周囲の方によって変えられてしまいます。

「危ないからやめておきましょう」

事故につながりかねない動作は、
どうしても制限されてしまいがちです。

事故を防ぐためと、
利用者さんにとって大切な習慣を奪《うば》ってしまってはいませんか？

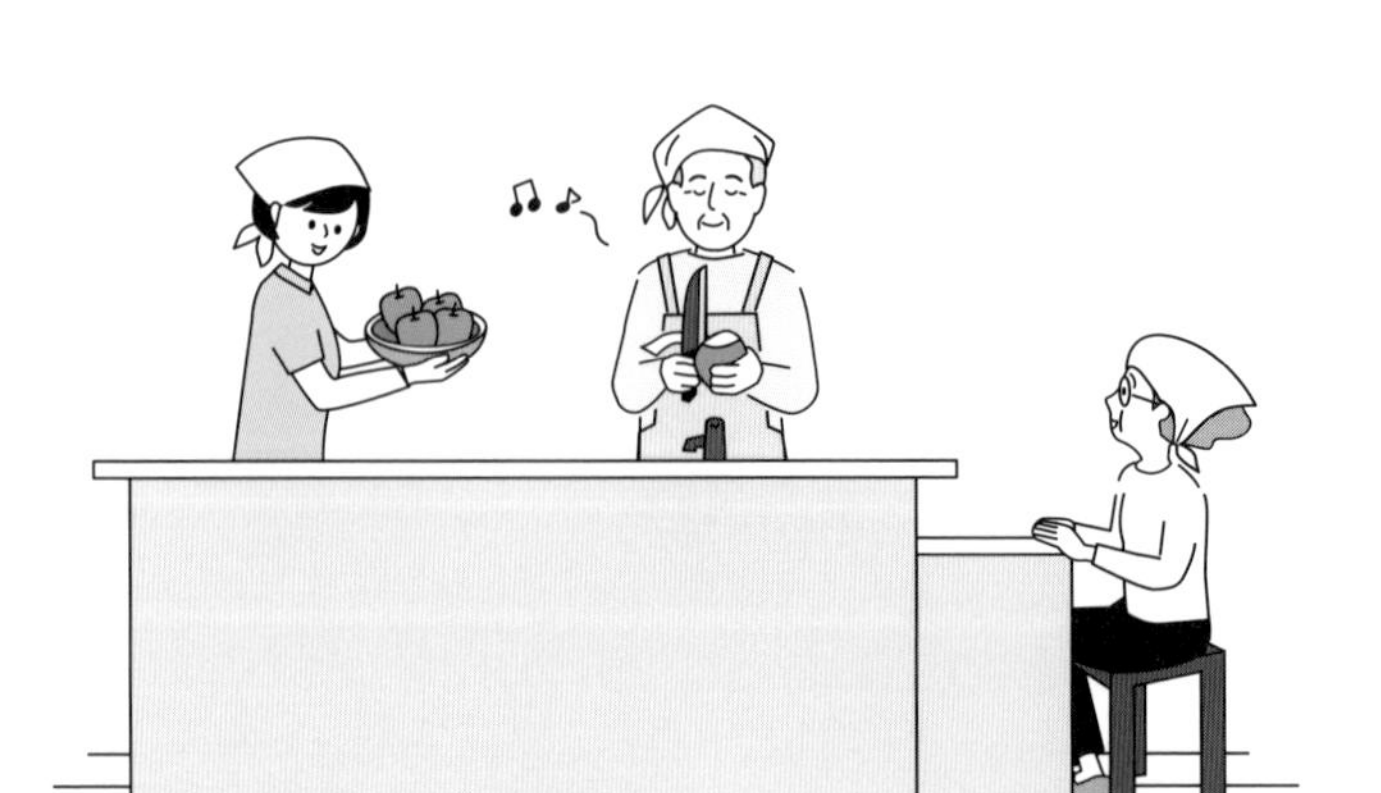

エピソード

その行為、本当に危ないこと?

ある施設で、最近元気がないという利用者さんの原因を探していました。

以前は野菜の皮むきなど料理の手伝いをしていたそうですが、体調を崩《くず》されたことをきっかけに、〝危ないから〟と包丁を渡さなくなってしまっていたそうです。

その後、その利用者さんに料理の手伝いをお願いしたところ、包丁を〝危なくなく〟使えていたそうです。

包丁など刃物の使用は、明確な理由はないけれど、何となくやめておきましょうとなりやすい行為です。**包丁を取り上げることが、料理から、さらに台所からその人を遠ざけることになっていたのです。**

ケアを知るヒント

習慣から健康づくり

介護予防は、引っ越しや、結婚のように、これが新たな習慣なのだと受け入れて始めることが大切です。

介護予防とはいえ無理に習慣を変えてまで行うのであればかえってストレスになり、本末転倒《ほんまつてんとう》です。そして長続きしません。

病気があるわけではないけれど、寝たり起きたりの生活が習慣の方もいるでしょうし、若者以上に山や海へと飛び回っているのが習慣という方もいるはずです。

掃除、洗濯、料理、庭の手入れ、家庭菜園、手芸や機械いじりなど人それぞれでしょうが、**ちょっとした習慣をそれぞれの生活の中で維持するのは心身の健康のためにも大切な要素といえます。**それを控える理由が〝危ないから〟だとしたら、少し考え直してみましょう。

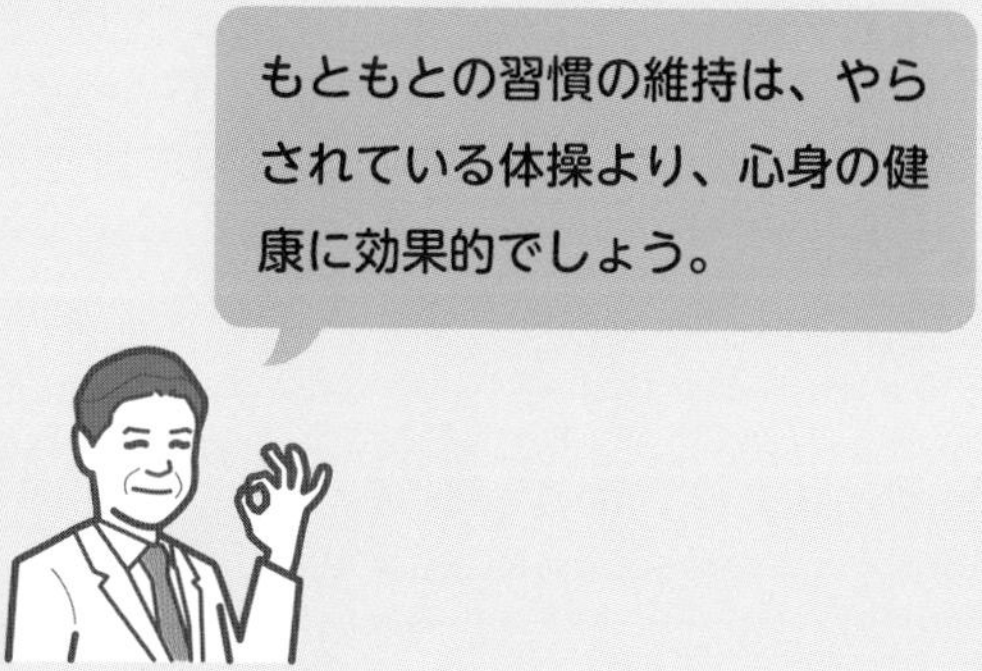
もともとの習慣の維持は、やらされている体操より、心身の健康に効果的でしょう。

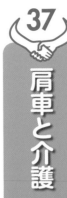

37 肩車と介護

人の多いお祭りやイベントでは、幼い子どもを肩車《かたぐるま》して歩く家族連れの光景を目にします。

実は、上手な肩車と、上手な介護には共通点があるのです。

介護も、利用者さんと介助者が1つの体になったように感じられるのが理想です。

もちろん、1つの体とは利用者さんのほうの体です。

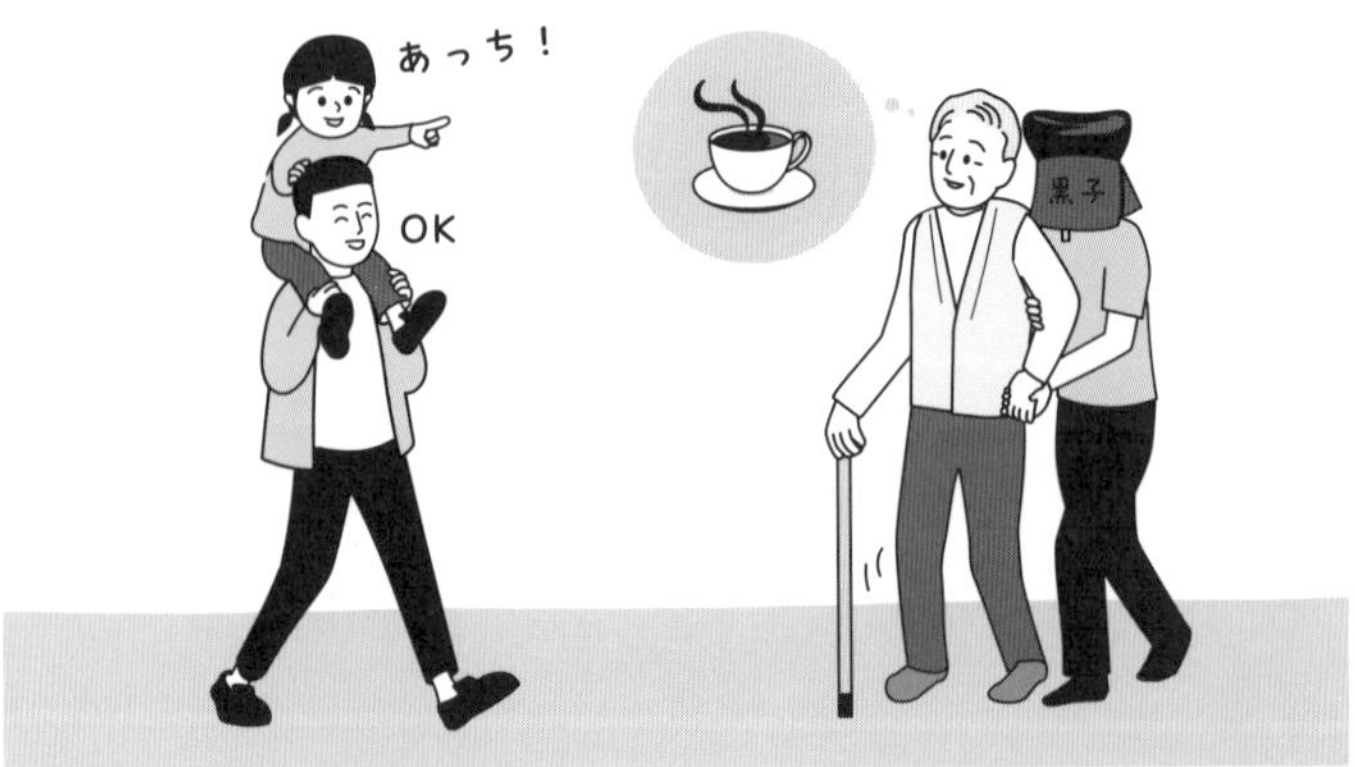

くわしくみてみる

親子の上手な肩車

　子どもを肩に乗せている父親は、子どもが落ちないよう安全にしっかりと支えることで、肩にまたがった子どもをコントロールしているように見えます。

　しかし、実際に肩車をしてみるとわかるのですが、支えている方が主導して動きをコントロールしようとすると、肩の上に乗った子どもはバランスがとりにくくなります。すると、支えている者の労力も大きくなってしまいます。

　むしろ、子どもは自由にさせて、その**動きに応じてさりげなく下支えをするようなイメージで動いていくと、お互いに気持ちよい関係でいられます。**

ケアを知るヒント

介護の肩車

　介護も肩車と似ています。肩の上にいるのは利用者さんであり、下で支えるのは介助者です。

　肩の上にいる利用者さんの動きを、支える介助者がコントロールしようとしすぎると、利用者さんは自由な動きを奪《うば》われます。

　一方、支える介助者も介助に余計な力を使うことで、負担が大きくなってしまいます。

　介護現場では、利用者主体という言葉がありますが、肩車はまさに利用者主体でなければ成立しません。利用者さんが自分の肩に乗っていると思うと、その利用者さんの動きを力でコントロールするには限界があります。

利用者さんには自由に動いてもらいつつ、介助者はその動きの下支えをするつもりで介助することが大切です。

介護を受けつつも、生活という舞台に上がっているのは利用者さんです。黒子《くろこ》のような下支えを意識してみましょう。

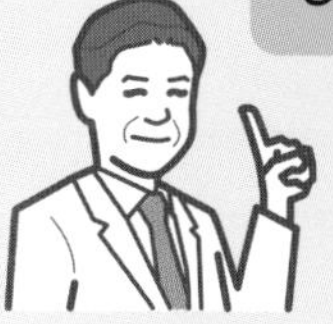

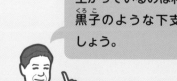

38 触れた手を数センチ離してみる、少しだけ離れて歩いてみる

気持ちが落ち込んでしまったとき、体調がすぐれないとき、
家族や友人がそっと体に触《ふ》れていてくれる。

すると気持ちが楽になり、
安心と落ち着きを取り戻します。

介護やリハビリの場面でも、家族や職員の手が
自然と利用者さんの体に触れられているところを目にします。

ですが、触れた手を数センチ離してみる。
少しだけ離れて歩いてみる。簡単ですが高度な介護技術です。

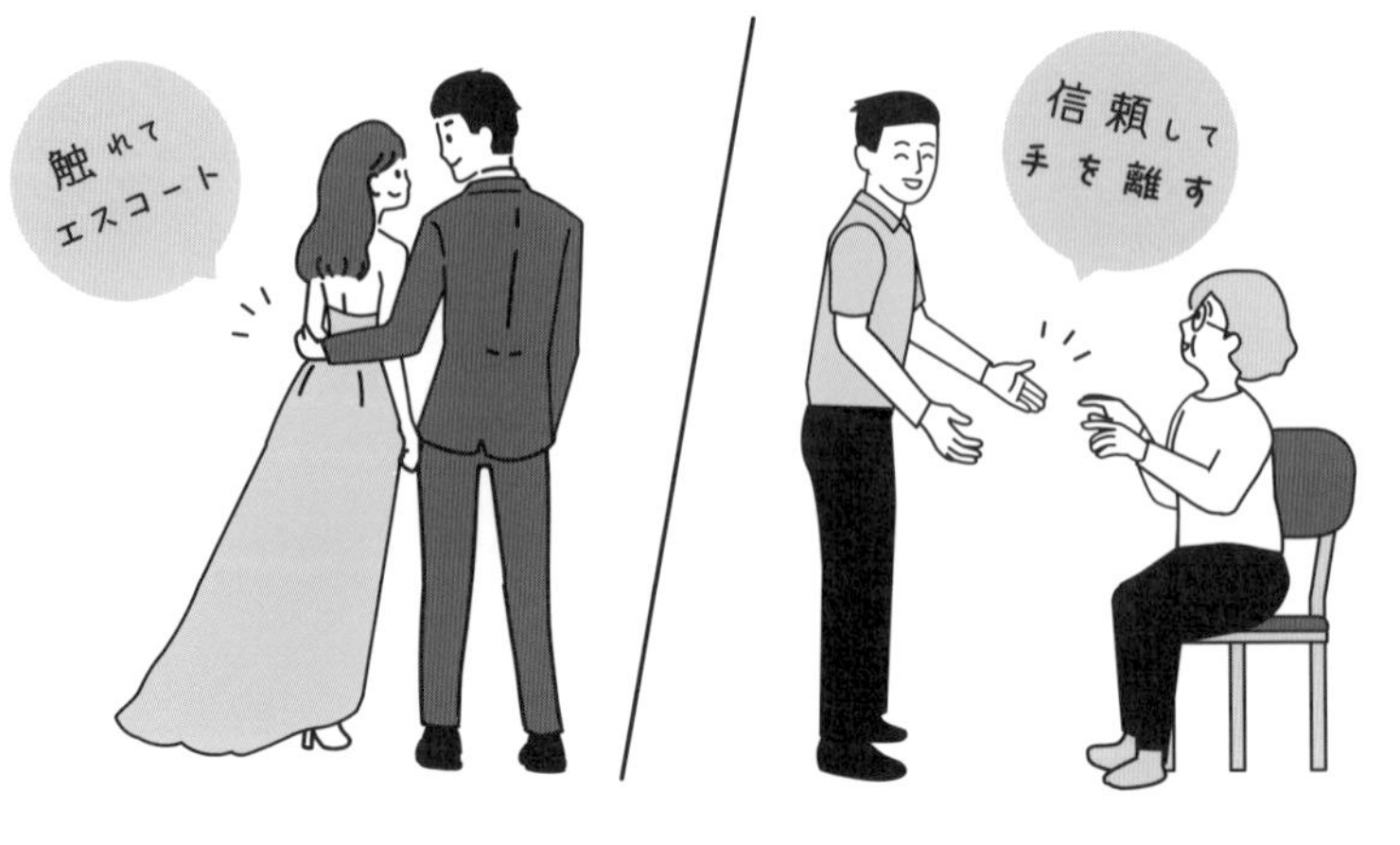

ケアを知るヒント

触れる介助に隠れた意味

介助の際、利用者さんに触《ふ》れることはごく自然なことです。しかし、実は立ち上がったり、歩行をするのに、**本人の体に触れる必要がないとわかっていながら触れていることも多いのです。**

外国映画で紳士《しんし》が淑女《しゅくじょ》の背中にそっと触れて歩く姿はエスコートといわれます。エスコートは日本語に訳すと〝儀礼的護衛《ぎれいてきごえい》〟といい、強い者が弱い者を守るという慣習だそうです。

必要性の有無とは無関係に、介助者が利用者さんの体に何気《なにげ》なく触れていてしまうのは、無意識のうちに利用者さんは弱い者だと思ってしまっているのかもしれません。

介護のコツ

〝離れる介助〟のもつ力

1人で立ち上がることができる、歩くことができるのは、誰かの許可が必要であるとか、何かの基準をクリアしなければ認められないようなものではありません。

それは利用者さんが一番よくわかっていることです。いつもそばにいる家族や介助者も頭ではわかっているはずです。

そうであれば立ち上がるときに、触れた手を数センチでも離してみるのはいかがでしょうか。歩くときにほんの少しだけ離れて歩いてみればよいのです。**触れられた手がないとき、介助者が視界から少し遠くなったとき、本人はいつもより責任や自覚もって立ち上がり、そして歩きます。**

すると、立ち上がること、歩くことが本人のものになっていきます。そのときの利用者さんは、弱い者などではないのです。

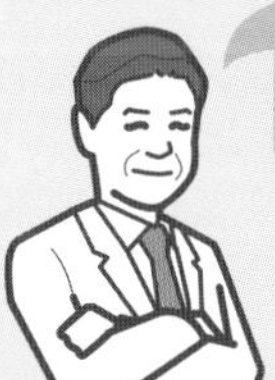

介助者が相手の体に触れることで、言葉を使わずとも安心を伝えられるように、体に触れた手を離すのは、“あなたを信用していますよ”と言葉を使わずに伝えられるのです。

大堀先生と考える

転倒予防

介護の世界で必ずといっていいほど耳にするのが転倒予防《てんとうよぼう》という言葉です。そして、私は介護の専門家としてよくこんな質問を受けます。

転倒ゼロって目指せるの？

ここでは、転倒予防について、理解するヒントを紹介します。

施設での転倒予防は……

介助者は

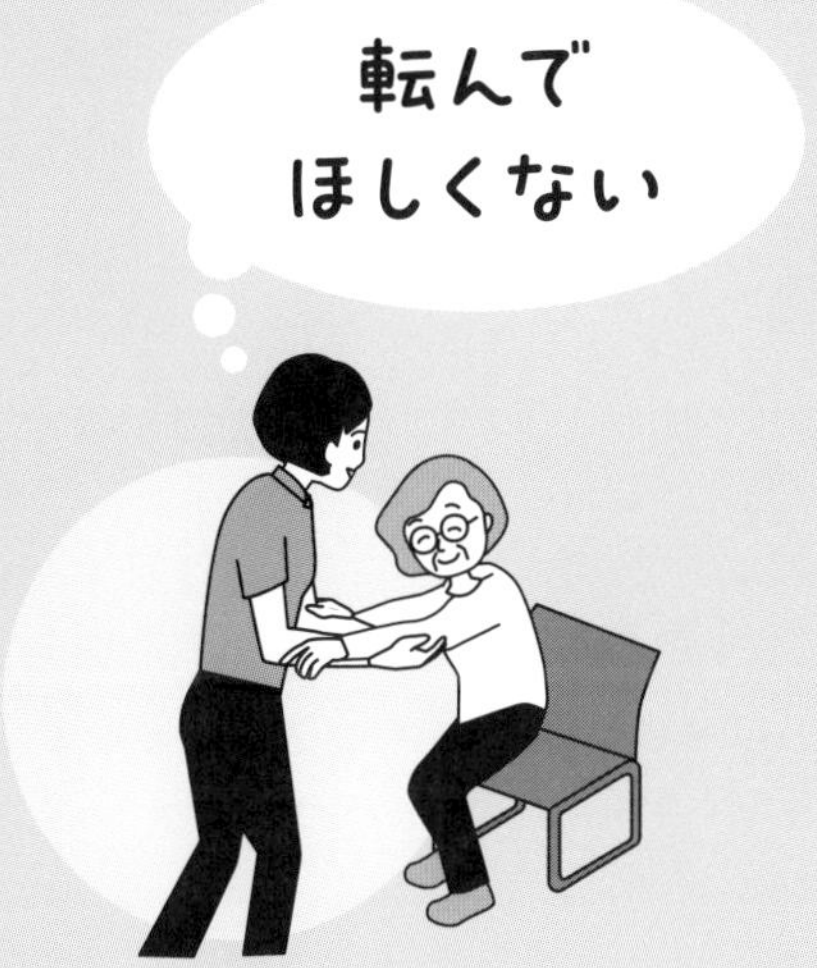

利用者さんは

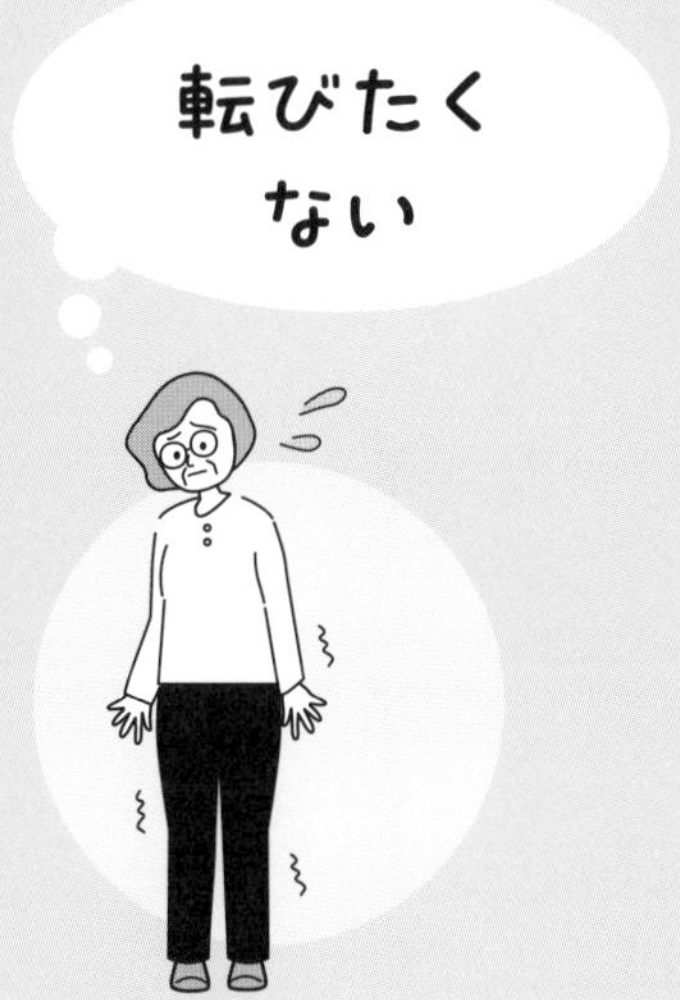

つまり

介助者も利用者さんも、
目指しているゴールは同じ！

なのに……

転んでしまうと“事故”として扱われる。

そこには、**「転ばせてはいけない」**
「転ばないのが当たり前」
という思いが隠《かく》れていませんか？

NEXT

転んでしまう原因は、
突然のふらつき、足元のつまづきなどで、
リスクを完全に予測することは難しいです。

転ばないように、
寝たきりで生活してもらう。
なんてことはできません。

そこで、転んだこと・転ぶのを防げなかったことを
責めるのではなく
「自分で動こうと頑張ったのね」
と利用者さんの動きを認めてさしあげましょう。
その安心が、次の転倒を予防するのです。

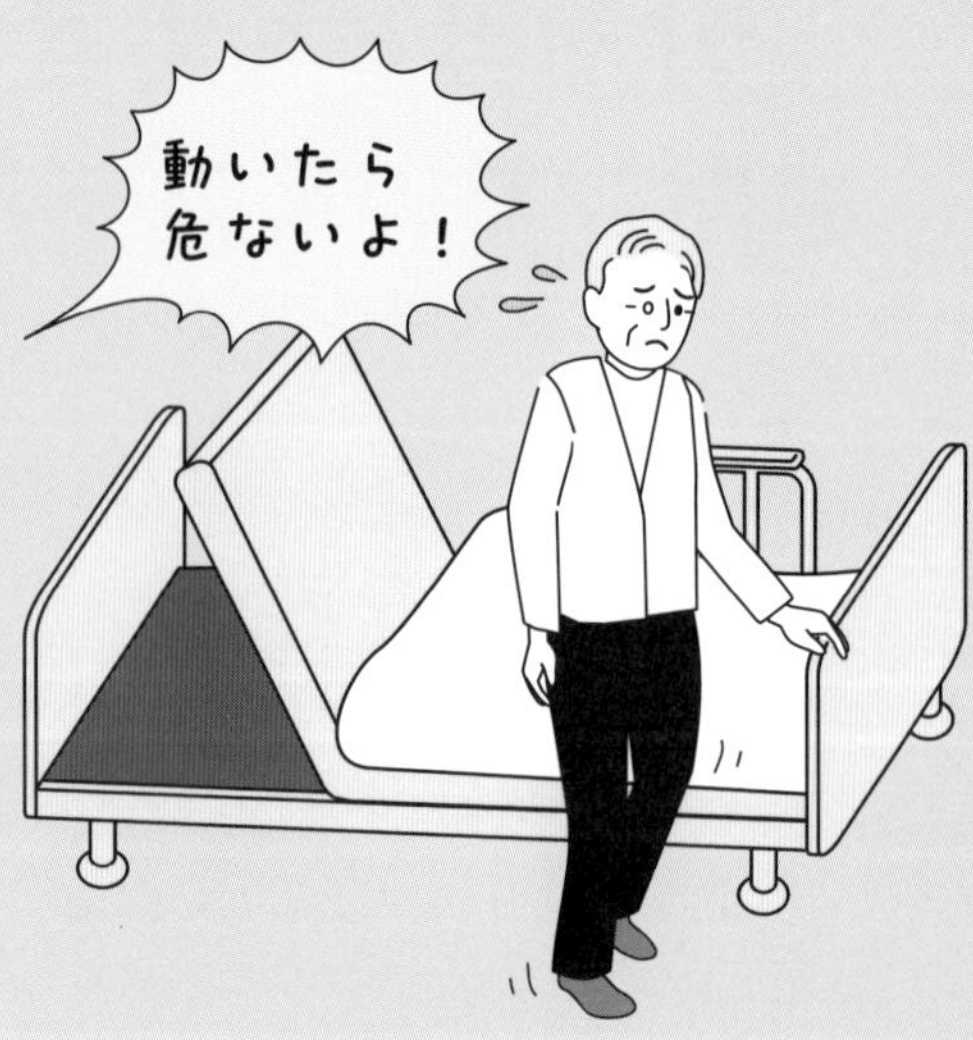

施設が利用者さんの意思を大切にしているからこそ
利用者さんは自分の好きな動きができているのです。
転んでしまうかもしれない危険は、
その自由の後にあるものです。

利用者さんの自由を大切にするために
「転ぶことを認められる」ことが大切です。
施設にいる介助者だけでなく、
利用者さんの家族も、その覚悟《かくご》が必要です。

転倒ゼロを目指すのか、
転ぶことを認められるような環境と関係づくりを目指すのか、
何を優先するのか迷ったときにぜひ参考にしてみてください。

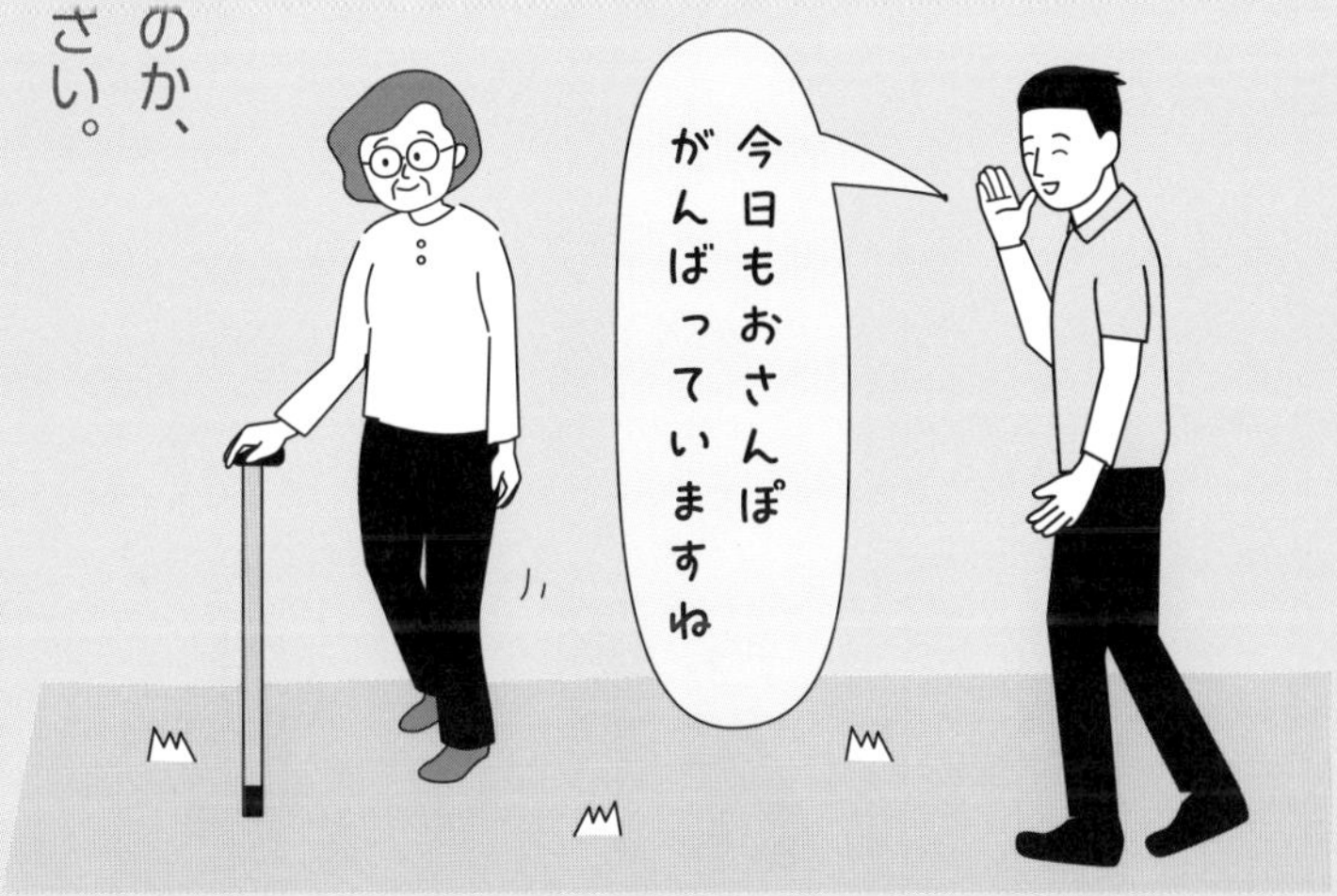

39 歩行器との付き合いかた

足腰が弱くなられた方の歩行を支援《しえん》する
福祉用具の１つに歩行器《ほこうき》があります。
歩行器を使用することで、負担が軽くなりますし、
使う利用者さんの安心感は高くなります。

しかし、つかまり歩きに頼りすぎると、
ふだんどおり生活しているようで少しずつ足腰は衰《おとろ》え、
その分だけ歩行器に寄りかかる量が自然と増えていきます。

どんどん衰えてしまう前に、いったん立ち止まってみましょう。

いろいろな手段で歩きましょう

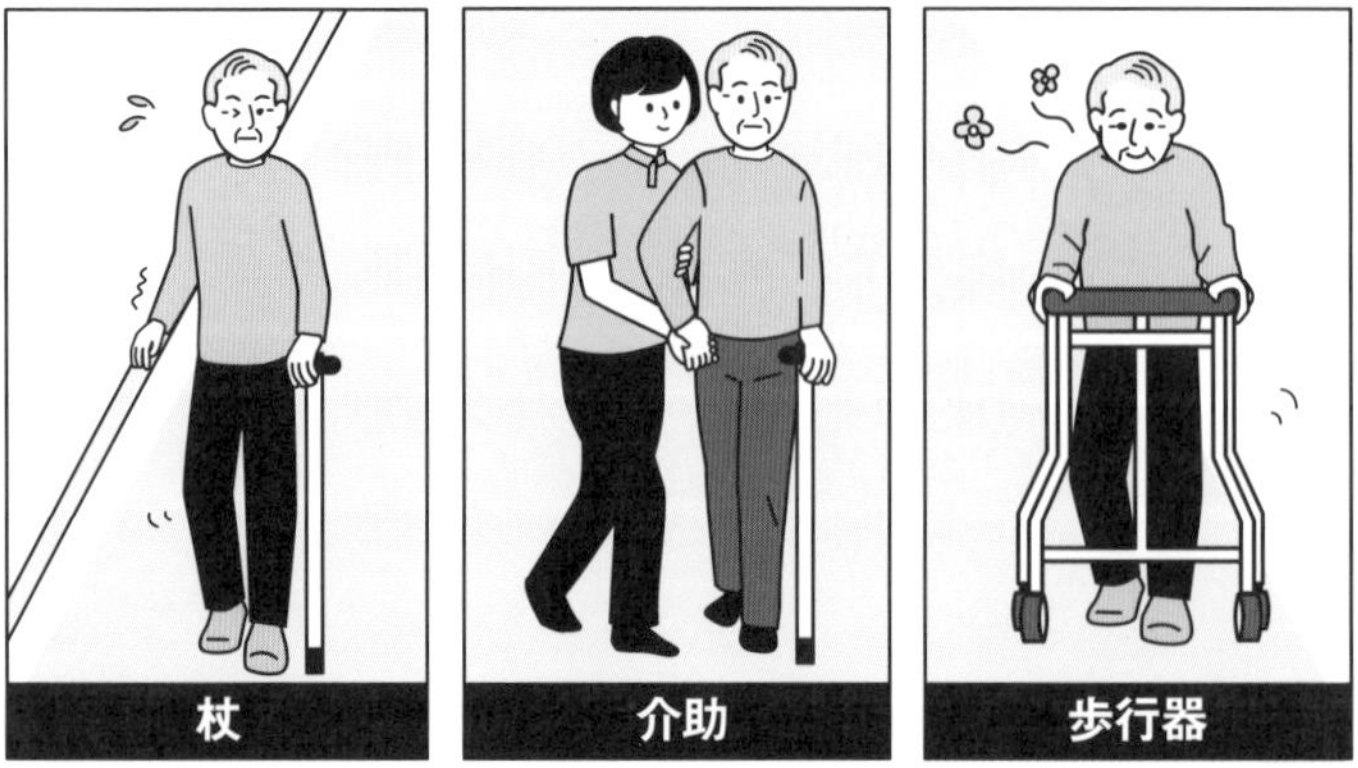

くわしくみてみる

歩行器慣れは、本当に安心？

歩行器の使用は、使う利用者さんにとって楽です。施設の廊《ろう》下《か》など長い距離の移動には優《すぐ》れている面もあります。

しかし、**私たちの体はどうしても楽な方に慣れてしまいます。**足腰の負担が軽くなるということは、移動する量が同じでも筋肉を使う量は少なくなります。

歩行器にぶら下がるような体勢で、宙《ちゅう》を漕《こ》ぐような使い方は転倒の危険も高くなるので要注意です。

気がついたら歩けなくなったという事態を避けるためにも、場所や目的に合わせて、適切な移動手段を選ぶように心がけておくとよいと思います。

ケアを知るヒント

歩行器のヒントは赤ちゃんにある！

少しでも長く歩行を続けるためには、できるだけ自分の足で歩くことが大切です。家族や介助者との手つなぎ歩行や、自分で杖や手すりを使用した歩行など、歩行器から離れてみるのです。

たとえば、立つようになった赤ちゃんはベビー用歩行器で瞳《ひとみ》を輝かせ縦横《じゅうおう》無尽《むじん》に遊びますが、ベビー用歩行器を使用し続けても自立して歩くことにはつながりません。

歩行器から出て、つかまり立ちをしたり、つかまり歩きをしたり、お母さんに手を引いてもらい歩く経験が歩行という能力を養《やしな》うからです。

つまり、筋肉やバランス感覚の成長は、多様な経験をもって果たされているのです。**歩行の能力を落とさないためには歩行器から出る1歩も大切です。**

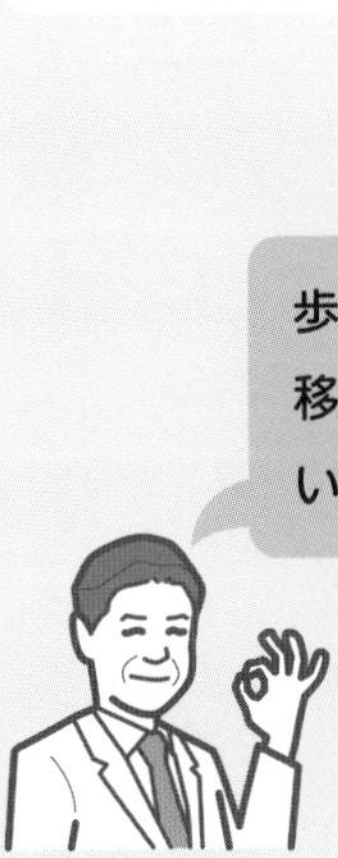

歩行器を利用しつつも、自立して移動することで、足腰の衰えをくいとめていきましょう。

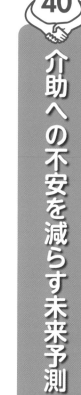

40 介助への不安を減らす未来予測

予測《よそく》がつかない事態に人は、不安や緊張《きんちょう》を抱きます。

利用者さんを不安にさせない、
なるべく緊張させない、
介護によって体が硬くならないためには、
本人が未来を予測できることが大切です。

そんなとき、介助者から触《ふ》れられる前に
利用者さんに自ら動いてもらうことで
予測可能な未来を作ってもらうことができるのです。

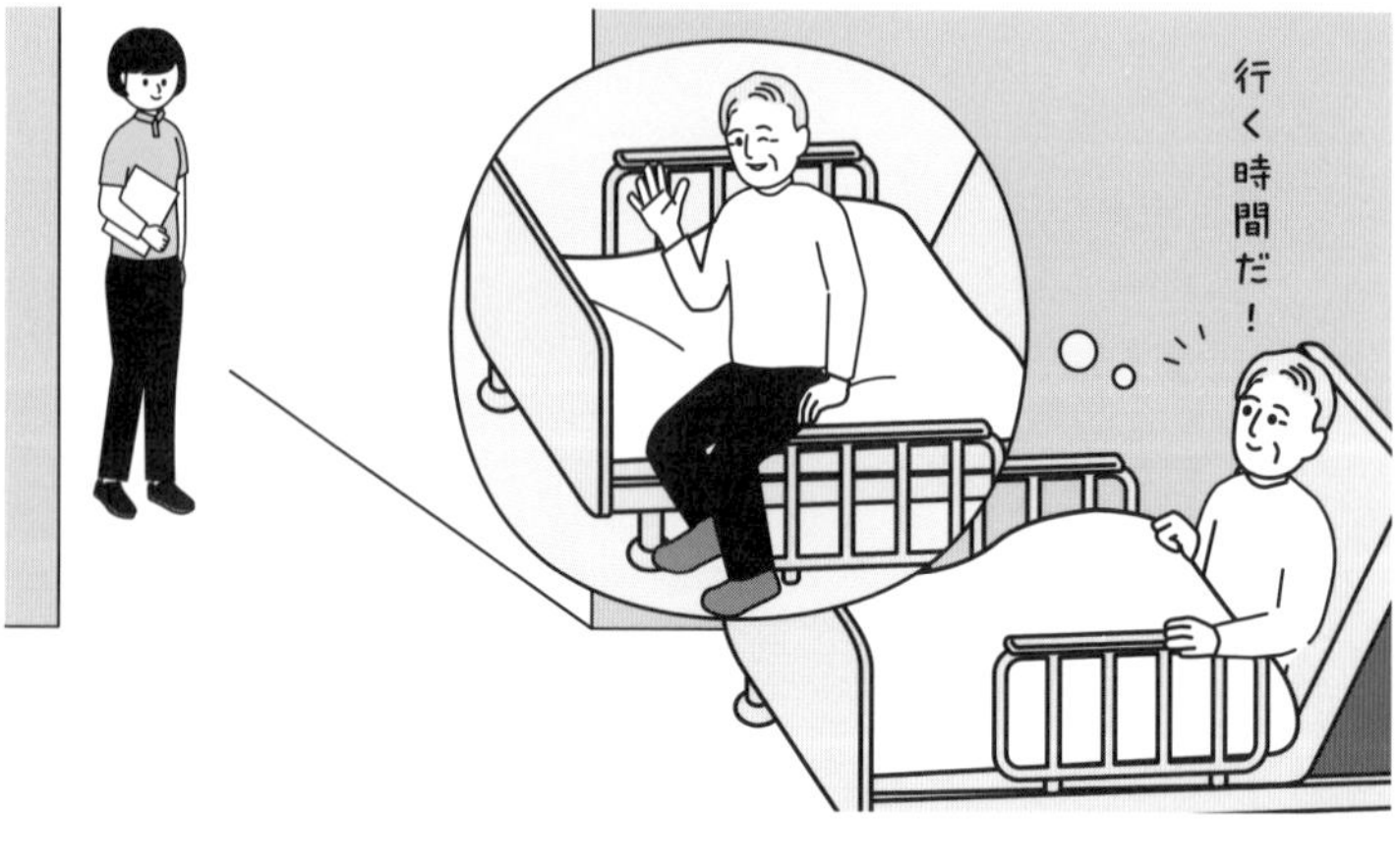

ケアを知るヒント

他者の動きは わからないから不安になる

介護されるとは、他者から触《ふ》れられる、動かされるとも言い換えることができます。他者の手が、いつ自分の体に触れ、どのような力が加えられるのか。他者の動きは予測が難しいものです。

介護度が高くなるにつれて体の緊《きん》張《ちょう》も増してしまうのは、**他者から触れられる、動かされることで常に不安や緊張を強《し》いられるからです。**

身近で些細《ささい》なことであっても、自分のコントロールがおよばないことに対しては、不安や緊張に身をゆだねるしかありません。

つまり予測できない介助が不安や緊張を生み、余計《よけい》な体の硬さを作っているのです。

介護のコツ

予測可能な未来??

もし、確実に予測可能な未来があるとすればどんなに安心できるでしょう。

実は1つだけ方法があります。〝自分から動く〟ことです。自分から動くことだけは、コントロールできるので、予測できてしまいます。

他者から体をくすぐられる、あるいはその手が近づいてくるだけでも、身をよじるほどのこそばゆい感覚になります。ですが、自分で自分の体をくすぐっても面白くもなんともありません。

自分の動きはいつ、どのタイミングで、どのくらいの力で、そのすべてが予測できてしまうからです。

そうであれば、**利用者さんがわずかでも自分から動き出すことで、予測できる未来を自分で作っていただけばよいのです。**

それが、利用者さんの不安を減らす1つのコツかもしれません。

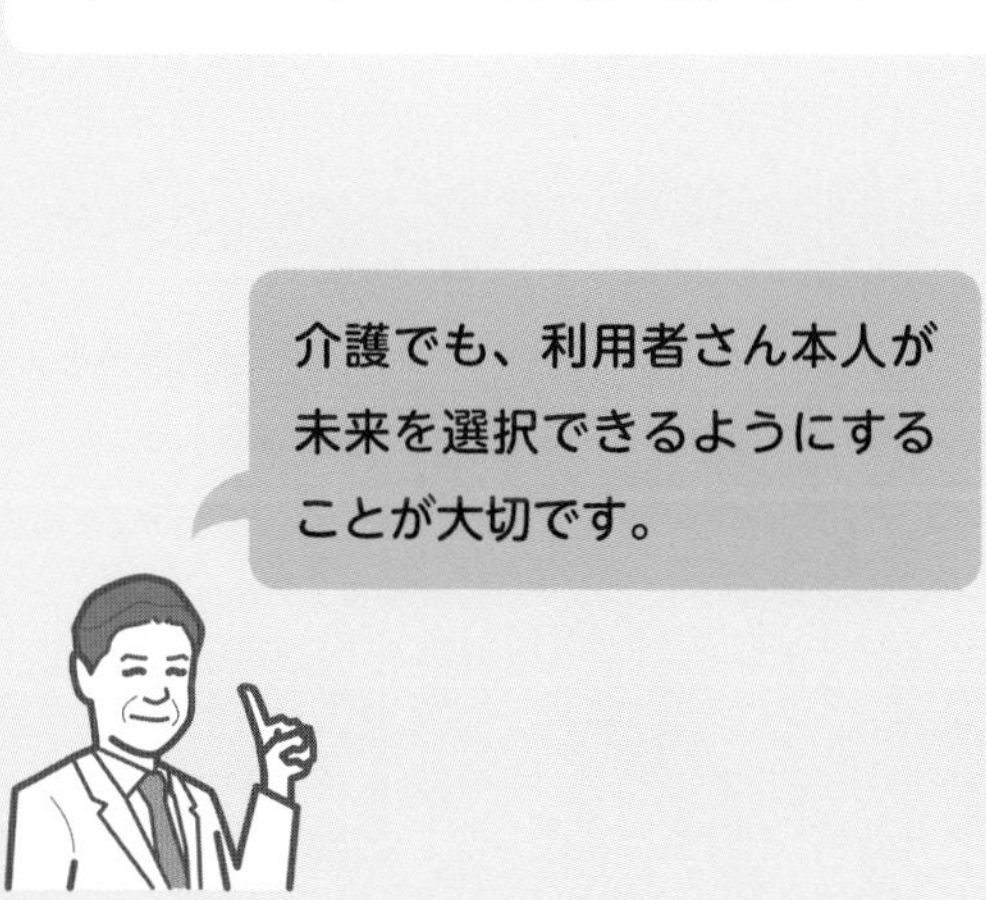
介護でも、利用者さん本人が未来を選択できるようにすることが大切です。

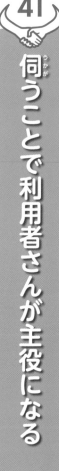

41

伺《うかが》うことで利用者さんが主役になる

患者さんや利用者さんに対する介助が上手だなと思える人に共通していることがあります。

それは、相手に「伺《うかが》う」というコミュニケーションです。

「起きてください」ではなく「起き上がれそうですか？」
「立ちますよ」ではなく「立ち上がれそうですか？」

たったそれだけの言い回しですが、大きな発見を得るヒントになります。

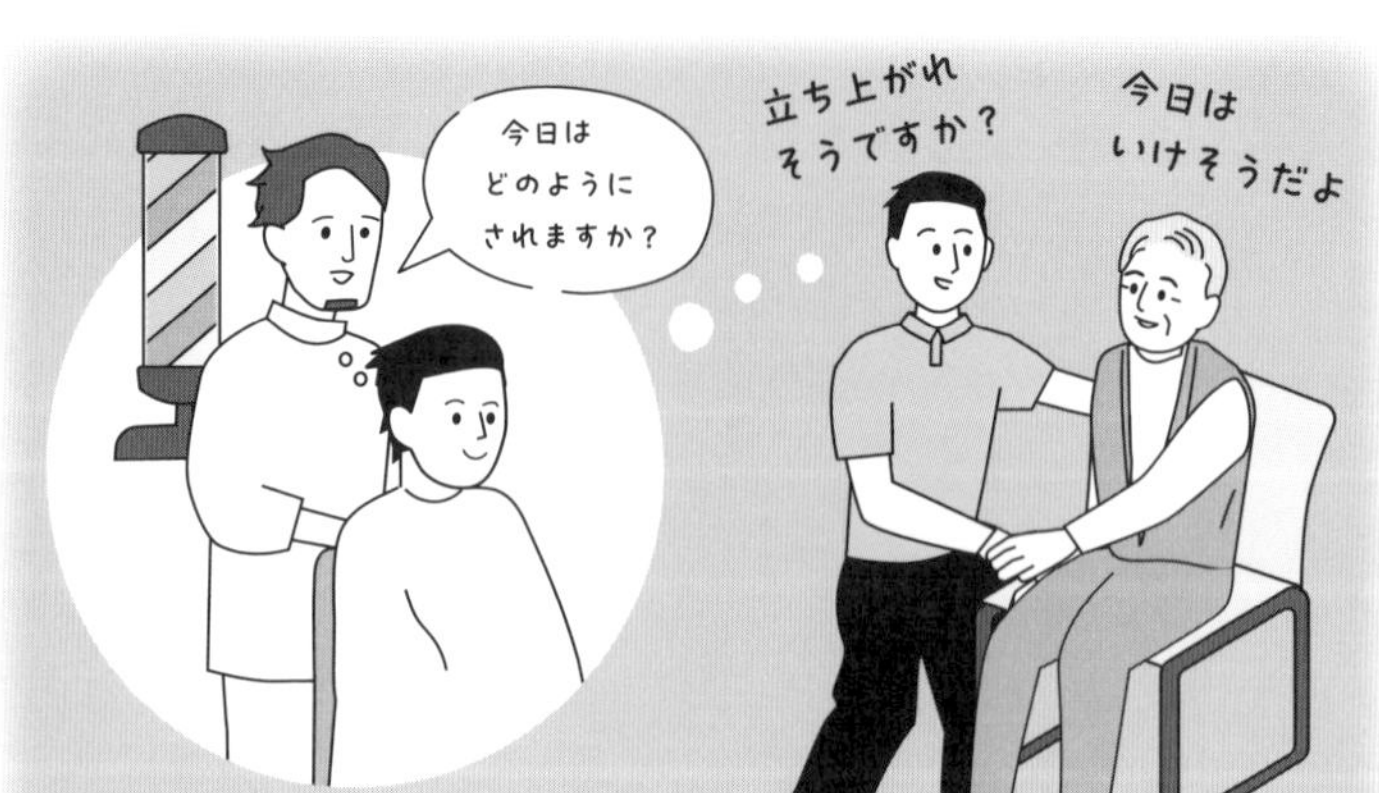
今日は
どのように
されますか？
立ち上がれ
そうですか？
今日は
いけそうだよ

ケアを知るヒント

伺《うかが》うことの効果

「伺う」は、相手が主役の言葉だと思います。たとえばレストランでは「何にいたしますか?」、美容室では「今日はどのようにされますか?」と伺ってもらえるのが当たり前です。

席について、「はいカレーを食べてください」「まず前髪を切りますね」とはなりません。**お客様主体が当たり前だからこそ、「伺う」という姿勢も当たり前になっているのだと思います。**

医療も福祉も、サービス業としての側面を持っているので〝本人主体のケア〟という姿勢が求められるのではないでしょうか。伺うことで相手が主役になるのです。

介護のコツ

決めつけない伺い方のコツ

介護では「伺う」というコミュニケーションはいくつかの意味があります。

「起き上がれそうですか?」は、本人を主役にするだけでなく、そこには「〝今日は〟起き上がれそうですか?」「〝今は〟起き上がれそうですか?」と、相手に対して能力の決めつけをしない姿勢が隠《かく》れているのではないでしょうか。

伺う時の言葉の選び方も、配慮《はいりょ》が表れるポイントです。

能力を決めつけない姿勢、それはいつも新鮮《しんせん》な目で相手を見ることにつながります。

すると、ちょっとした相手の変化、心や体の動きに気づくことができ、上手な介助につながるのではないでしょうか。

伺うことは、利用者さんを知り、可能性を引き出すための大切なコミュニケーションです。

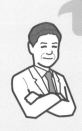

42

介護はお先にどうぞの心で

体で覚えた記憶は、そう簡単に失《うしな》うものではありません。
介助が必要となった利用者さんの動作も、
そのほとんどは体で覚えたものです。

つまり、他者からの介助は本人にとってときには邪魔《じゃま》にもなるし、
安全を脅《おびや》かすものにもなると思っていなければなりません。

まずは、〝お先にどうぞの心で〟利用者さんに先を譲《ゆず》り、
介助者はそれを追いかけて介助をスタートさせることです。

歩み寄るための1歩として大切なのはそれだけです。

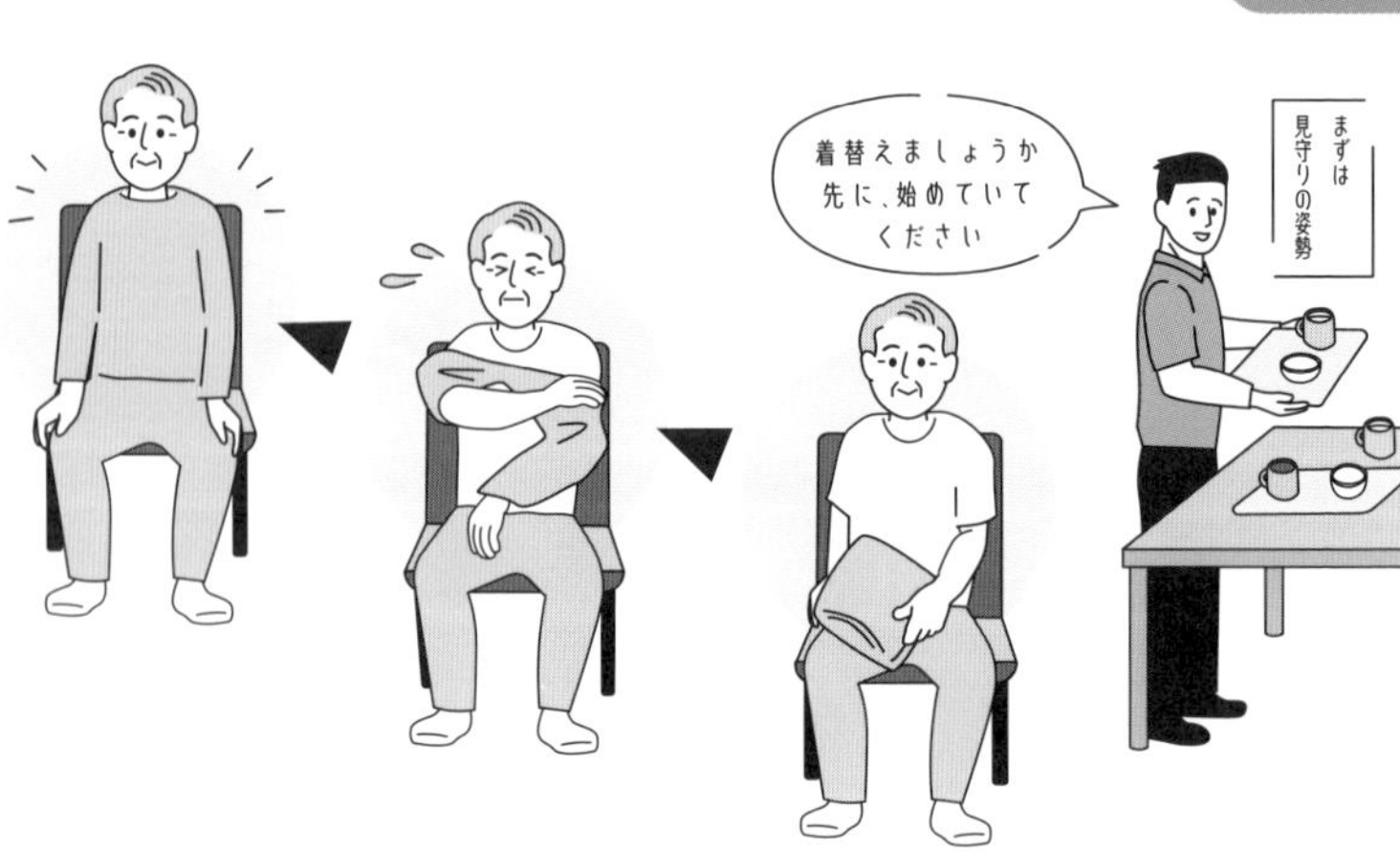

まずは見守りの姿勢
着替えましょうか 先に、始めていてください

ケアを知るヒント

自分でできるなら、自分でやりたい動作

寝起き、歩行、食べる、着替える、排泄《はいせつ》するなどの動作は不思議な一面があります。

どの動作も、生まれてすぐできるようになるわけでなく、最初は誰でも他者の手助けが必要です。しかし、**いったん1人でできるようになると、他者の手は鬱陶《うっとう》しいものに変わります。**

たとえば、自転車に乗れるようになるとき、1人で乗れるまでは、誰かに支えてもらわなければ不安です。

しかし、ある瞬間《しゅんかん》にスイっと自転車をコントロールできたら、他者の支えはかえって邪魔になります。

介助が利用者さんの邪魔になるのはこれと同じ原理でしょう。

介護のコツ

はじめのひと漕ぎは本人に譲る

自転車は何十年と乗っていなくても、一度乗れた人はペダルをひと漕ぎ踏み込めばあとは無意識に、そして自動的に体は反応してくれます。そう、**誰かがそのペダルを踏むのではなく、本人がペダルを踏むことで体が覚えている動作の記憶を思い出すのです。**

体で覚えた動作を思い出し、また、他者の手を安心・安全なものと感じてもらうには〝本人が先にほんのひと漕ぎペダルを踏むこと〟が大切です。

介助が必要なことに変わりはなくても、その動作の記憶を本人が取り出せるよう支えるのが介助者の役割です。

〝できること〟を減らさない、以前できたことをまた思い出していくためのはじめのひと漕ぎを利用者さんに譲るためのひと言が「どうぞ」です。

43

〝介護への抵抗〟って誰に対してのこと？

介助者はていねいに介助しているつもりなのに、なぜか利用者さんに抵抗《ていこう》されてしまうこともあります。

そんなときには、〝介護への抵抗も、1つのリアクション〟と捉《とら》えるとよいでしょう。

不意《ふい》に触《さわ》られる、受け入れられないスピードや力で動かされる恐怖や不快感に対して、自分の身を守る無意識の反応と考えるのです。

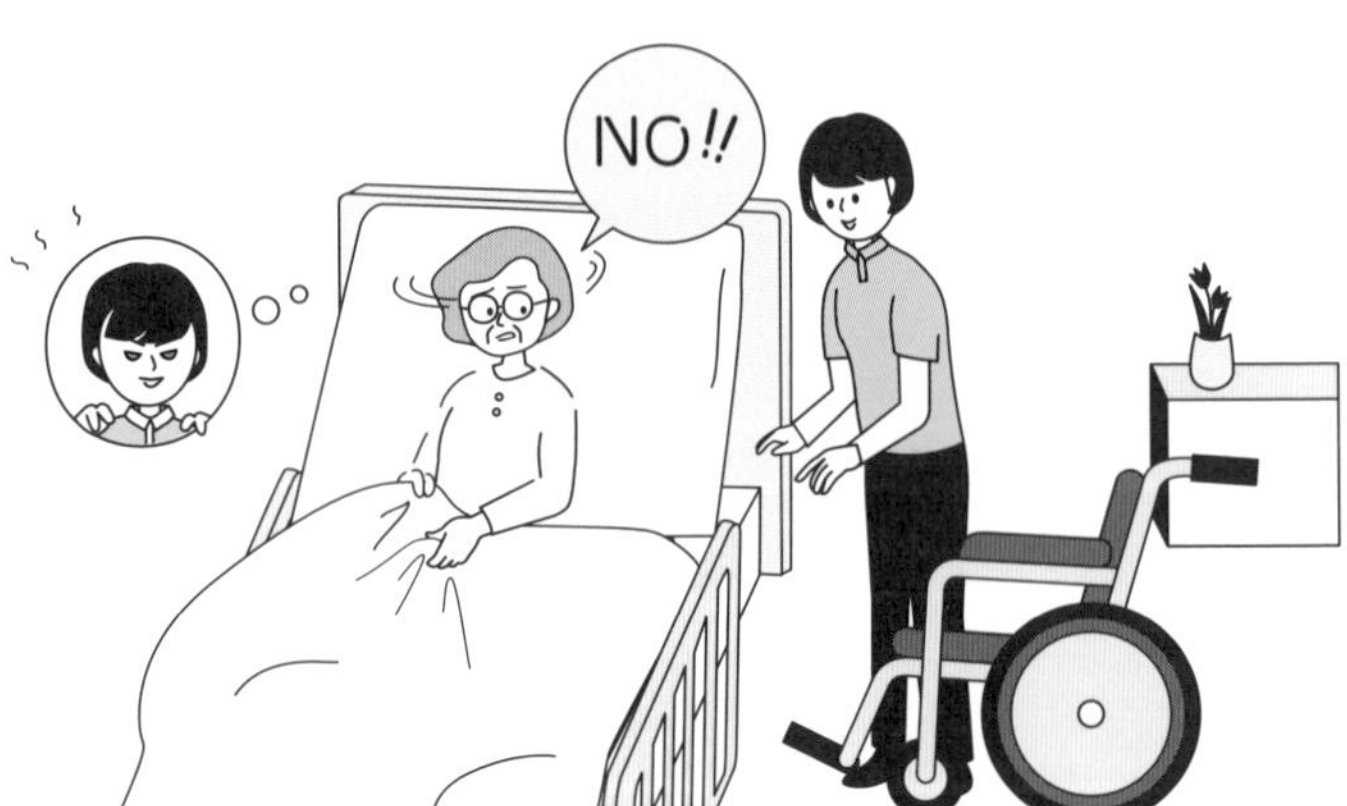

ケアを知るヒント

アクションとリアクション

利用者さんは、ときに介助しようとすると手を払いのけたり、拒否してしまうことがあります。

介護への抵抗をリアクションと捉《とら》えれば、アクションを起こした側の介助者にも原因があると考える必要がありそうです。

もちろん多くの介助者は、そんな手荒《てあら》い介助はしていないはずです。どこを触り、これからどう介助しようとしているのか、それが本人にしっかりと伝わり、受け入れられているか、本人が動くスピードを想定して介助しているかなど改めて気にしてみるとよいと思います。

抵抗というリアクションの前に、こちらのアクションがあるからです。

介護のコツ

満たされないものを想像してみる

ではどうしていけばよいのでしょうか。介護への抵抗を、その場面だけの問題として切り取るのではなく、日々の生活やこれまでの経緯もふまえたその人の表出《ひょうしゅつ》の一部であると考えてみましょう。

1人の患者さん、利用者さんにかかわる専門職はもちろん、家族や周りの方がどうアクションしてきたか、今、目の前の利用者さんが介助に対するリアクションという形で教えてくれているのです。

介護への抵抗を〝症状〟として捉える前に、何が満たされていないのか、そう想像して利用者さんとかかわることが大切になります。

抵抗の原因を利用者さんだけに求めるのではなく、みんなで思いやる協力体制を作れるとよいですね。

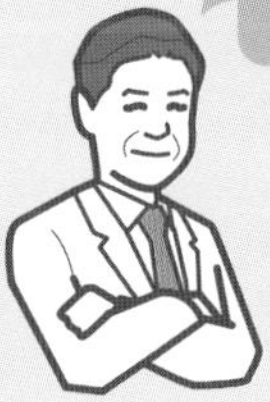

今起こっている介護への抵抗は、今の介助だけが問題なのではなく、療養期間《りょうようきかん》をさかのぼって、どこかの段階で不快なものとして記憶に残ってることが原因なのかもしれません。

44

生活をコントロールする力

みなさんは、どうやって過ごしているときに幸せを感じるでしょうか。

とある研究によると、人生をコントロールしていると感じているときに人は幸せを感じるそうです。

人生をコントロールする、その中身はさまざまありますが、お互いにやさしい姿勢で、コントロールをゆだねることが、介護には大切なことがわかります。

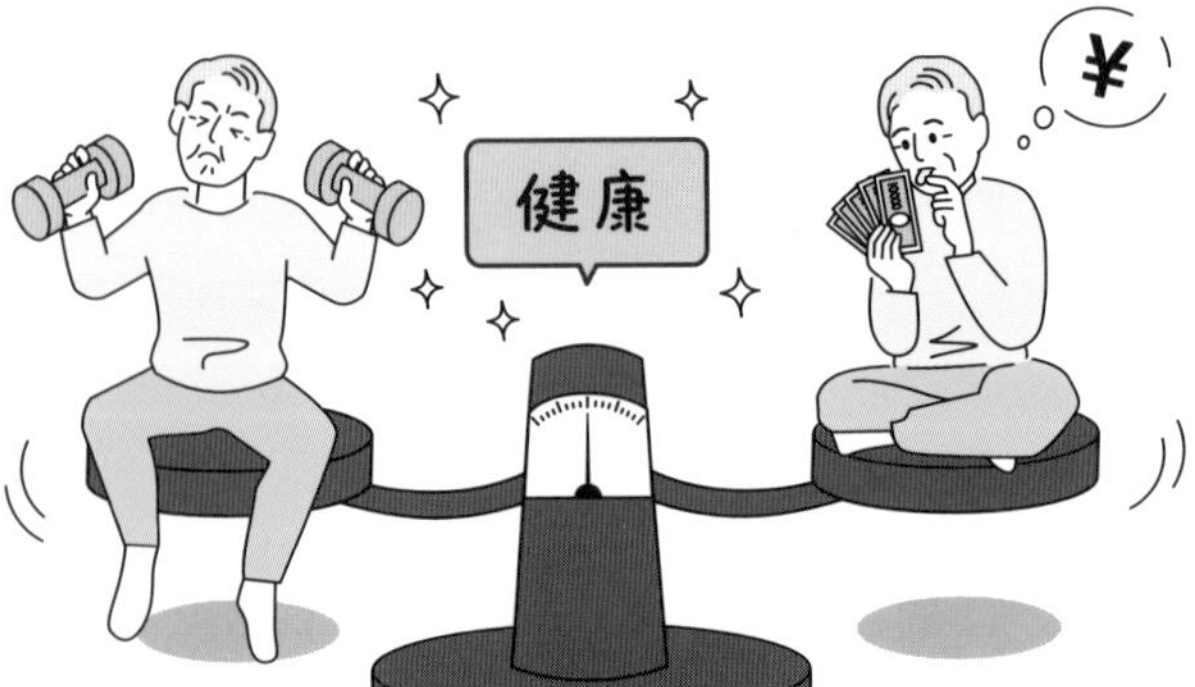

コントロールを譲り渡すのが介護

「自分の人生をコントロールしていると感じられる人は健康で幸せだ」とする研究があります。

衣食住はもちろんお金や地域活動など、身の回りの管理がまさに生活をコントロールする大切な要素です。

介護が必要になるとは、それらの生活のコントロールを介助者にも手伝ってもらうことです。

身の回りの管理を少しでも継続する、あるいは取り戻す生活が、健康な生活を作る土台となります。

つまり、**介護では、利用者さんが生活をコントロールするハンドルを譲り、介助者はそれを少しずつ受け取っていく歩み寄りが大切なのです。**

運動習慣ですら、コントロールは難しい

生活のコントロールといえば大袈裟《おおげさ》でも、身の回りの管理と考えるとすぐにでも始められます。

それは小さくても、健康を維持するための大切な運動習慣も同じと考えることができます。

運動をするのは大切であると頭ではわかっていても、実際に行動を変えることとは別問題です。たとえば、禁煙や禁酒も健康に大切だと頭ではわかっていても、そう簡単には達成できません。

習慣とは変えにくいものです、**"運動しない習慣"もまた変えにくい**のだといいわけをしておきます。

利用者さんに対して健康のため、運動して当たり前、リハビリして当たり前という風潮《ふうちょう》がなぜか存在します。しかし、自分に置き換えて考えてみると、運動習慣を作るのはなかなか大変なことでしょう。

小さいことでも身の周りのことから人生をコントロールする感覚を、大切にしていけるとよいでしょう。

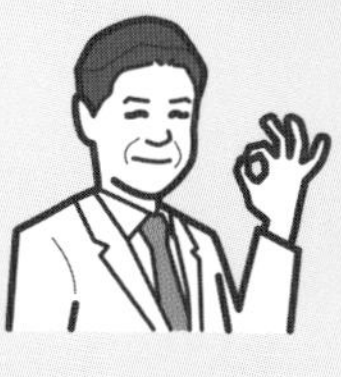

参考文献

D.H. Jr. Shapiro et al：controlling ourselves, controlling our world：Psychology's role in understanding positive and negative consequences of seeking and gaining control, American Psychologist 51 (12)：1213-30, 1997

45

〝できるはず〟のことをしてもらう

できるはずのことができないのは、
利用者さんが自分の能力に対して信頼を失ってしまうからです。
だから、目の前の介助者がゆるぎない信頼を示して、
できるはずのことを、自信をもってやっていただくことが大切です。

利用者さんに対する信頼を示す、
そして利用者さんが自分を信頼するために

「私がここにいますから、どうぞ安心して動いてください」
誰にでもできるそのひと言から自立支援を始めてみませんか。

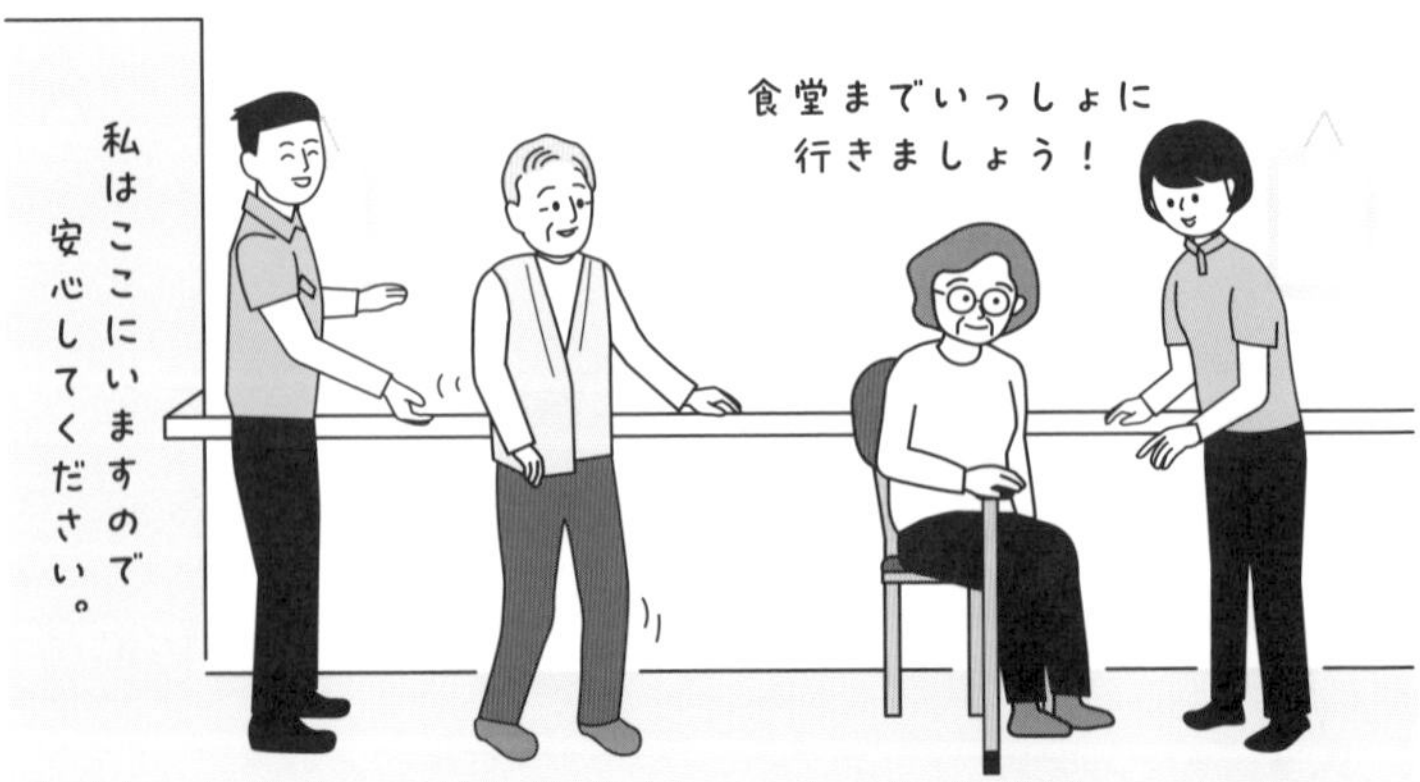
私はここにいますので
安心してください。
食堂までいっしょに
行きましょう！

ケアを知るヒント

自立支援は、できることを知るところから

高齢者の自立支援を考えるときに欠かせないのは、その方に〝本当は〟どのような動作能力があるのか正しく知ることです。

年齢、生活歴、疾患・障害の有無や現在の状況などから、できるはずの動作はある程度推定《すいてい》できますが、〝本当は〟とあえて表現するには理由があります。

なんらかの動作ができなくなる理由の1つは、**持っている能力が活かされずに、〝できるはずのことをしていない〟**という状況が起きてしまっているからです。

できないことをできるようにするのではなく、**〝できるはず〟のことをしてもらうのが自立支援です。**

介護のコツ

〝できるはず〟をやってみように変えるコツ

できる、できないは利用者さんだけの問題ではありません。人や物など利用者さんを取り巻く環境によって動作能力は大きく影響を受けます。

しかし、できないことを利用者さんの体や気持ちだけに理由を求めてしまうと、誤った思考や対策が優先されてしまいます。

つまり、利用者さんのできる、できない、その原因を介助者にも求めなければ、根本的な解決にはなりません。

〝できるはず〟のことはすでに備わっているのですから、利用者さんの体は何も変わらなくてよいのです。変わるのは、「できますよね」という利用者さんに対する介助者の信頼です。

その信頼が伝わると、利用者さんは「やってみよう」と思うのです。

あなたならできる。
そんな信頼でやさしく包み込む介護が、
“できること”を支えます。

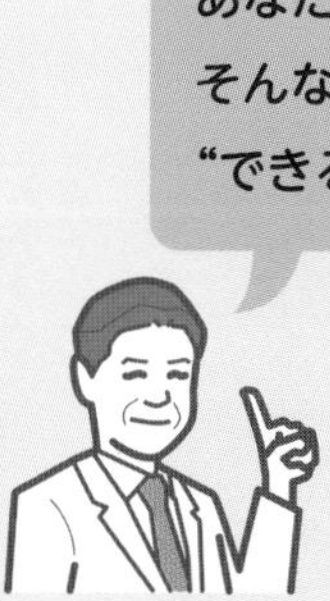

大堀先生と考える

"そのひとらしさ"

自立支援を中心にして行う介護では、利用者さんがそのひとらしく過ごすことを優先してケアをします。そこで介助者が迷うのが、こんなテーマです。

"そのひとらしさ"ってなに？

ここでは、そのひとらしさについて、**理解するヒント**を紹介します。

自分という人は

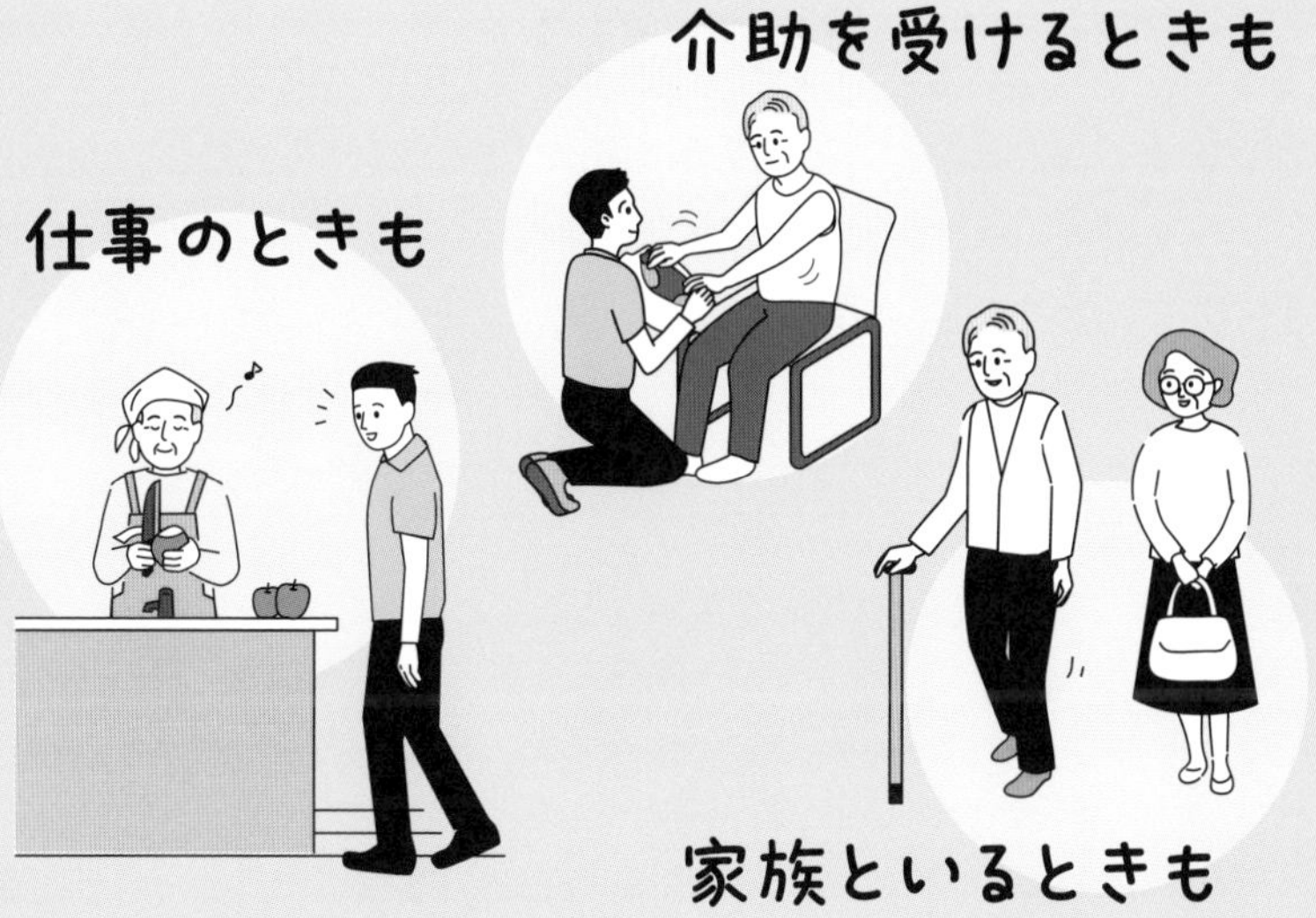
介助を受けるときも
仕事のときも
家族といるときも

立場が変わっても

**どの自分も、
1人の“わたし”です。**

相手によって自分を使い分けているのではなく、
自分と相手とで築《きず》いてきた関係によって
変化することがあります

つまり、“ そのひとらしさ ”は、

環境や関係で作られることもある
のです。

NEXT

太郎さん（仮名）は、
がんが脳に転移して手足の麻痺《まひ》が生じて、
リハビリを受けていました。

食後の太郎さんは決まって
「はー、美味《おい》しかった」
「まだ残ってないかな？」
と食べ終えた皿のふたを開けて
覗《のぞ》いてみるというユーモアで、
付き添《そ》いの奥さんや私を笑わせてくれました。

しかし、太郎さんには奥さんと私に秘密にしていたことがありました。

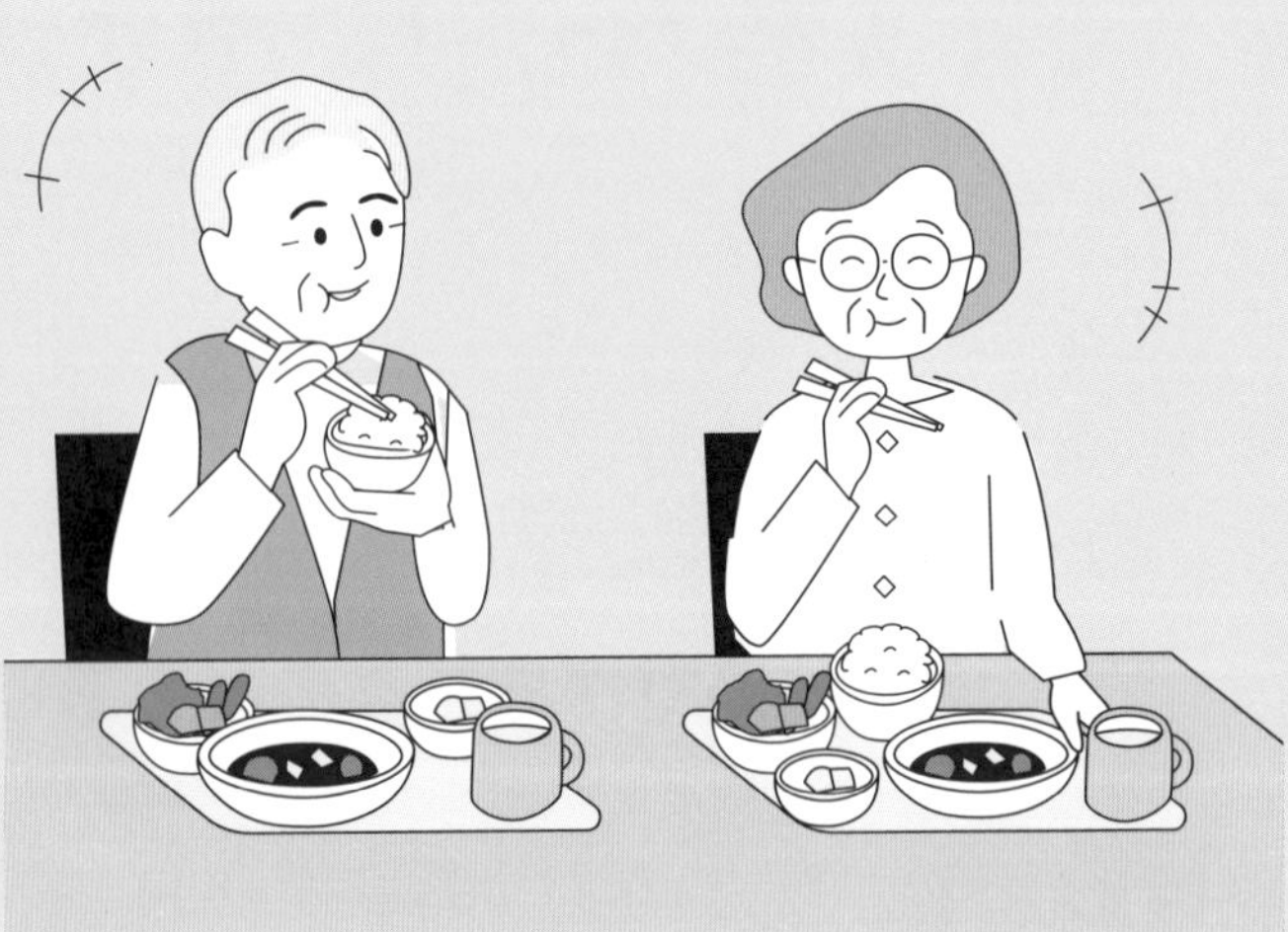

抗《こう》がん剤《ざい》の副作用によってひどい口内炎《こうないえん》ができており、
本来であれば痛みでまともに食事をとることすら難しい状態であったそうです。
主治医も看護師も、どうして食事ができるのか、不思議に思っていたようだと、
後に奥さんから教えていただきました。

太郎さんの「はー、美味しかった」
「まだ残ってないかな？」は、
それでも毎日のように続いていました。

痛みの中でも美味しく食べる姿を通して、
人と人は影響《えいきょう》し合うという大切なことを、
太郎さんは身をもって私に教えてくれたのです。

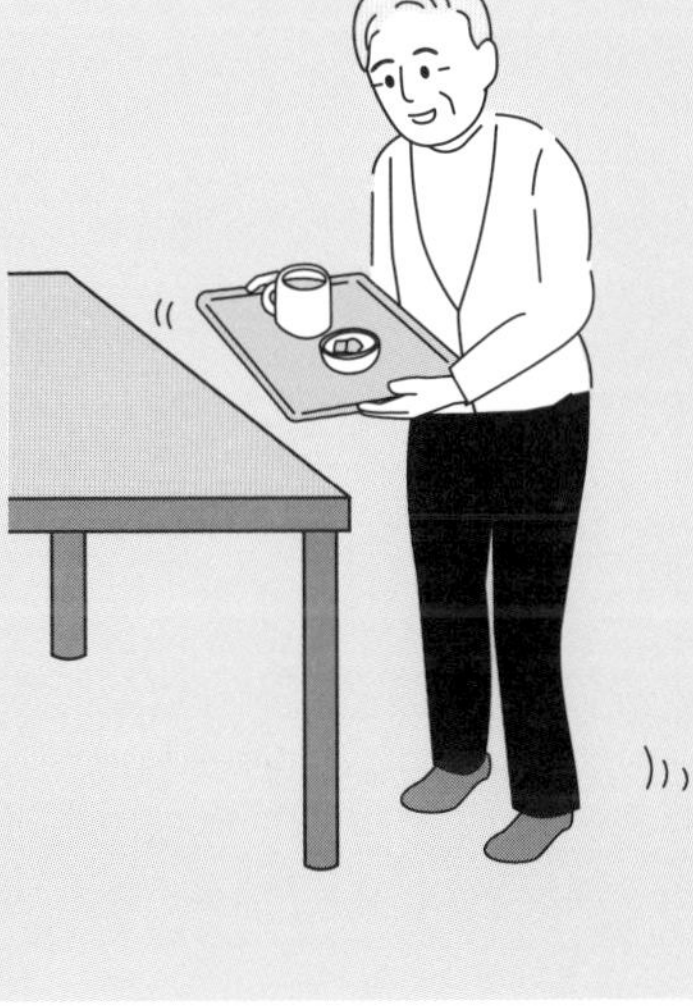

これからの世界は、人工知能が動きを分析して、
最適、最良な介助を「答え」という形で
示してくれる世の中になるのかもしれません。

しかし生活動作は、介助する人とされる人という
単純な関係ではなく、
ドラマのように思いをお互いに通い合わせながら、
常に変化して成長する生きたものです。

そう考えますと、
介助に上手いも下手もありません。
もちろん正解も不正解もありません。
まずは同じ体を持つ人として、
その時の思いにゆだねて、介助をしてみましょう。

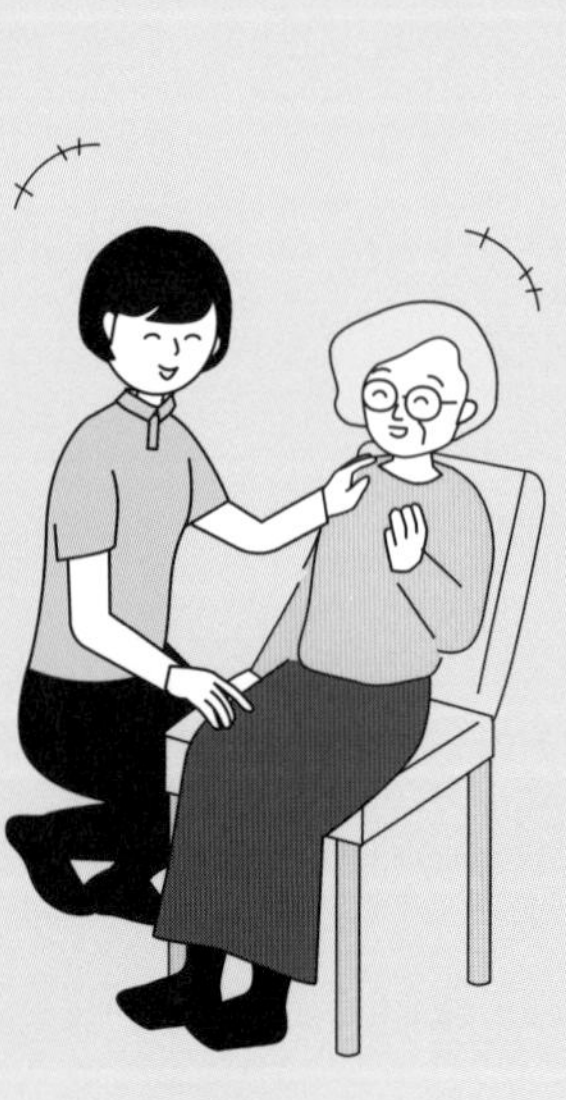

ケアの現場では利用者さんと介助者、
初対面であっても関係づくりが求められます。

一期一会《いちごいちえ》のその人との出会いでは、
先入観をもたずに自分の目で相手を見て、
お互いのかかわり合いによって、
〝らしさ〟がどんどんと育まれる、
そんなケアの中に〝そのひとらしさ〟が
見えてきます。

利用者さんのありのままを理解し、
介助の心構《こころがま》えを知り、
声がけや動作を理解することで、
介護を通して〝お互いが歩み寄る〟のです。

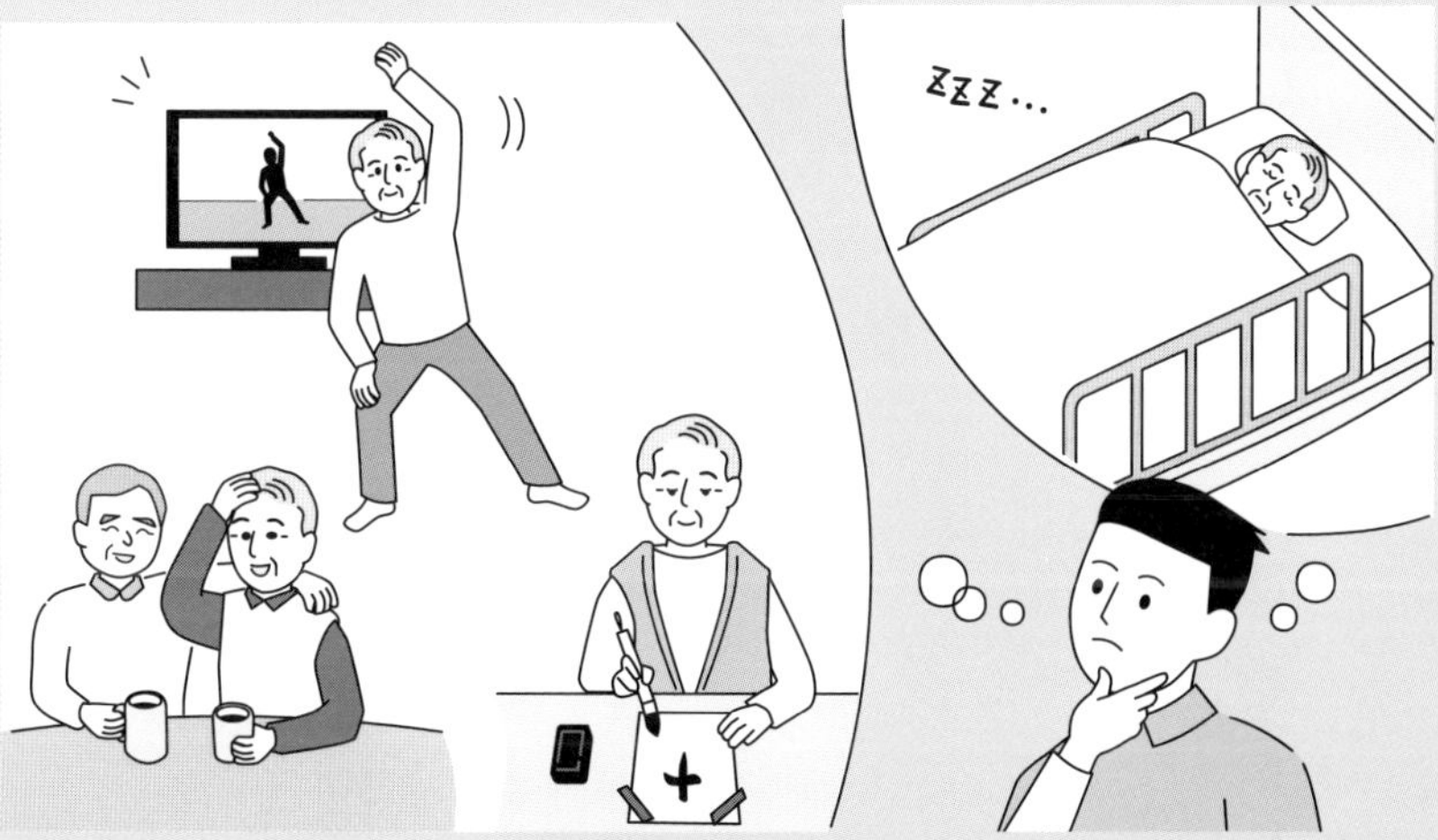

おわりに

大切だと確信したことをリハビリや介護で実践《じっせん》する、そして自分が実践していることだけ伝える。その一点を継続した結果、多くの施設、そして多くの高齢者、認知症当事者の方たちとかかわりを持たせていただくことができました。

この本で紹介した内容は、そうしたみなさんとのコミュニケーション、とりわけ介助という体と体のコミュニケーションを通して伝えていただいた、介護が必要となった方々の目線での内容となっています。

先日、ある施設で新型コロナウイルス感染後、たった数ヶ月で寝たきりに近い生活になられてしまった方の介助をさせていただきました。

いつもどおり、ご本人から先に動き出していただき、ゆっくりと介助が進むと少しだけご自分の力を使ってベッドから起き上がられました。車椅子に乗り移るときは、ほとんど介助されながらですが、ご自分の足でも踏《ふ》ん張ることができました。この小さな成果は生活を取り戻していくための大きなきっかけとなるでしょう。

それは、その後の本人の言葉に表れていました。

「認めてもらいたいんです」

「病人なんてそんなもんです」

介護が必要になった方に対して、私たちは何を認めてさしあげられるでしょうか。

ぜひ、もう一度どこかのページを開いてみていただけたら幸いです。

著者略歴

大堀《おおほり》 具視《ともみ》

北海道出身。日本医療大学保健医療学部リハビリテーション学科教授。作業療法士。

利用者主体のケアを表す「動き出しは本人から」をテーマにして、講演や執筆、研究活動を行う。ウェブメディア「健達ねっと」にて、『家族のためのやさしい在宅介護のブログ』を連載。

著書に『動き出しは本人から」の介護実践』『利用者の〝動き出し〟を引き出すコミュニケーション』（ともに中央法規出版）などがある。

「自分ごと」で捉えると　「かかわり」がうまくいく
お互いが歩み寄る介護実践　45のヒント

2023年10月3日　　第1刷発行

著　者　大堀　具視
発行人　山本　教雄
編集人　向井　直人

発　行　メディカル・ケア・サービス株式会社
〒330-6029 埼玉県さいたま市中央区新都心 11-2
ランド・アクシス・タワー 29階

発行発売　株式会社 Gakken
〒141-8416 東京都品川区西五反田 2-11-8

印　刷　株式会社真興社

この本に関する各種お問い合わせ
● 本の内容については，下記サイトのお問い合わせフォームよりお願いします．
https://www.mcsg.co.jp/contact/
● 在庫については Tel 03-6431-1250（販売部）
● 不良品（落丁，乱丁）については Tel 0570-000577
学研業務センター　〒354-0045　埼玉県入間郡三芳町上富 279-1
● 上記以外のお問い合わせは Tel 0570-056-710（学研グループ総合案内）
©T. Ohori 2023　Printed in Japan
● ジブンゴトデトラエルト　カカワリガウマクイク
オタガイガアユミヨルカイゴジッセン　ヨンジュウゴノヒント

本書の無断転載、複製、複写（コピー）、翻訳を禁じます。本書を代行業者等の第三者に依頼してスキャンやデジタル化することは、たとえ個人や家庭内の利用であっても、著作権法上、認められておりません。

本書に掲載されている内容は、出版時の最新情報に基づくとともに、臨床例をもとに正確かつ普遍化すべく、著者、編者、監修者、編集委員ならびに出版社それぞれの最善の努力をしております。しかし、本書の記載内容によりトラブルや損害、不測の事故等が生じた場合、著者、編者、監修者、編集委員ならびに出版社は、その責を負いかねます。また、本書に記載されている医療品や機器等の使用にあたっては、常に最新の各々の添付文書や取扱説明書を参照のうえ、適応や使用方法等をご確認ください。
メディカル・ケア・サービス株式会社

学研グループの書籍・雑誌についての新刊情報・詳細情報は，下記をご覧ください．
学研出版サイト https://hon.gakken.jp/